# Approches en Myofascial et Fascio-Ligamentaire en Médecine Manipulative Ostéopathique

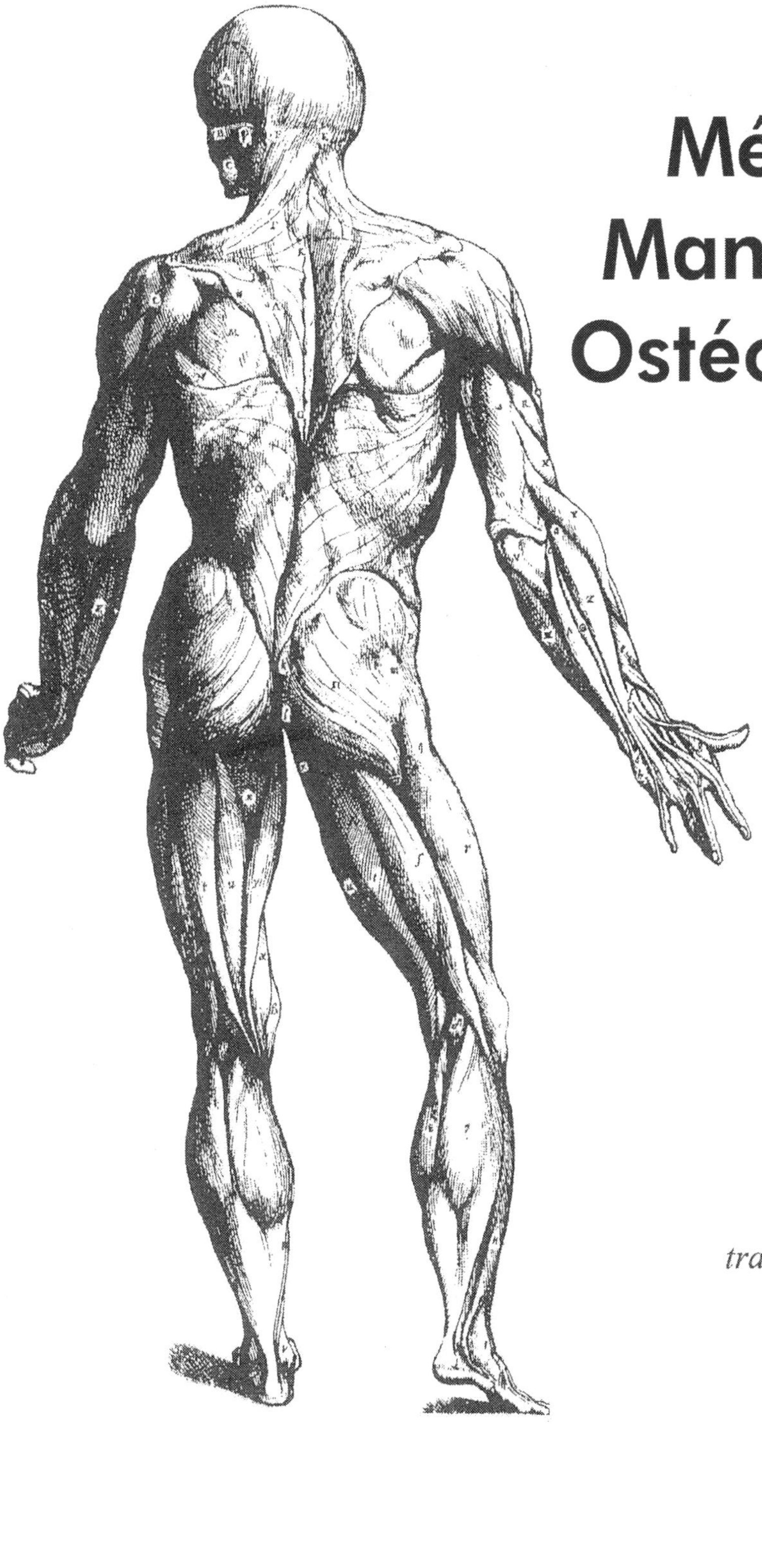

Harry D. Friedman, D.O
Wolfgang G. Gilliar, D.O.
Jerel H. Glassman, D.O.

*traduction française alain starck*

LES COLLECTIONS DE LA SFIMMS
EN MEDECINE NEURO-MUSCULO-SQUELETTIQUE

# APPROCHE MYOFASCIALE ET FASCIO-LIGAMENTAIRE

## EN MEDECINE MANUELLE OSTEOPATHIQUE

Harry D. Friedman, D.O.
Wolfgang G. Gilliar, D.O.
Jerel H. Glassman, D.O.

Published by SFIMMS Press

San Francisco International Manual Medicine Society

SFIMMS.com
admin@sfimms.com


Photographies par Wolfgang G. Gilliar DO
Illustrations, edition et assistance technique par Eric Shilland



First Edition

Library of Congress Card Catalog Number 00-131503
ISBN 978-0-9701841-5-3

# San Francisco International Manual Medicine Society

La San Francisco International Manual Medicine Society (SFIMMS) est une association de médecins et de professionnels de santé fondée en 1995 pour établir des standards educationnels et une pratique de haut niveau dans le champ de la médecine manuelle.

Les cours de la Société sont déstinés à fournir aux professionnels de la santé des bases solides en médecine manuelle. Les cours sont proposés selon des niveaux basique, intermédiaire et perfectionné, à l'aide de manuels et de cours appropriés. Le schema d'enseignement utilise une variété d'approches incluant: un enseignement didactique, une présentation étape par étape, des polycopiés de travaux pratiques et de résolution de cas cliniques.Ces programmes éducatifs de haut niveau facilitent l'acquisition d'une habilité palpatoire et la résolution de problèmes cliniques ,utilisant un enseignant par petit groupe d'élèves par une méthode directe et pratique.

## Membres Fondateurs

**Wolfgang G. Gilliar, DO** (à droite)
Dr. Gilliar exerce en pratique privée à San Mateo, CA. Il est diplômé en Médecine Physique et Rééducation, et en Médecine Manipulative Ostéopathique. Il est Professeur -Assistant au Michigan State University College of Osteopathic Medicine. Il est également éditeur et co-auteur de plusieurs publications scientifiques en Médecine Manuelle. Dr. Gilliar participe activement en tant qu'enseignant et conférencier au niveau national et international. Il est impliqué dans la recherche concernant les mécanismes neurophysiologiques et leurs applications à la médecine manuelle et à son enseignement,ainsi qu'au développement de paramètres pratiques.

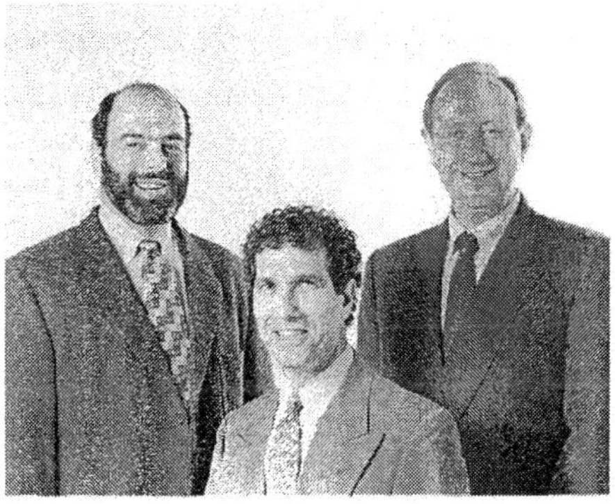

**Harry D. Friedman, DO** (à gauche)
Dr Friedman exerce en pratique privée à Corte Madera, CA. Il est diplômé en Médecine Générale et en Médecine Manipulative Ostéopathique. Il est Professeur -assistant au Michigan State University College of Osteopathic Medicine et à la Faculté de Touro University College of Osteopathic Medicine.

Dr. Friedman a participé à divers travaux de recherche concernant l'uniformisation de la documentation ostéopathique. Il est l'auteur d'un chapitre dans l'ouvrage Foundations of Osteopathic Medicine et est co-auteur de Functional Methods. Dr. Friedman est un enseignant et un conférencier actif aux USA et à l'étranger, et participe à l'élaboration des programmes de développement à la Faculté de médecine pour l' American Academy of Family Physicians.

**Jerel H. Glassman, MPH, DO** (au milieu)
Dr. Glassman est un des médecins directeurs au St. Mary's Spine Center à San Francisco, CA. Il est diplômé en Médecine Physique et Rééducation, et en Médecine Manipulative Ostéopathique. Il est Professeur -Assistant au Michigan State University College of Osteopathic Medicine ainsi qu'à Touro University College of Osteopathic Medicine.Il est également instructeur clinique à Stanford University Medical School. Dr. Glassman donne fréquemment des conférences à de nombreux congrès nationaux, incluant l'American Academy of Physical Medicine and Rehabilitation, l'American Back Society, la California Medical Association l' American Osteopathic Association parmi d'autres. De par ses activités d'enseignant et de clinicien il a oeuvré à l'intégration de la médecine manuelle dans le modèle rééducatif multi-disciplinaire.

# Préface

L'idée de réaliser ce manuel et les autres de la collection de la SFIMMS en Médecine neuro-musculo-squelettique nous est venue de nos étudiants et de leur désir d'un enseignement d'excellence.Un enseignement de qualité requiert un niveau de clarté et d'exactitude qui reflète la complexité du sujet mais qui permet aussi une compréhension à différents niveaux: la conception, la perception et la pratique.

Cette matière et le format dans laquelle elle est présentée ont été développées pour faciliter la compréhension en Médecine Manipulative Ostéopathique qui englobe son aspect philosophique, scientifique et ses applications cliniques pratiques.En écrivant ce livre les auteurs n'ont pas eu l'intention d'en faire une éducation ostéopathique en soi.Nous pensons au contraire qu'un tel apprentissage nécessite une étude longue,une supervision et une expérience clinique et ne peut être acquis par la simple lecture de ce livre ou d'autres.Nous mettons le lecteur en garde contre une utilisation non-professionnelle de ce livre dont l'objectif est de réaliser un complément d'enseignement en médecine neuro-musculo-squelettique associé à une éducation scientifique dans les arts de guérir. L'étude indépendante de ce manuel d'approche en l'absence de bases et de supervision va à l'encontre des recommandations expresses et des voeux des auteurs.

Nous voudrions remercier tous ceux qui nous ont partagé leurs connaissances et inspiré nos efforts, Robert Ward, DO FAAO et Anthony Chila, DO FAAO. Ils nous ont inspiré par leur contribution originale au concept de myofascial et nous ont permis d'apprécier pleinement le bel équilibre du systéme de vie.

Nous avons été éclairés par les écrits de A.T. Still, William Garner Sutherland et Rollin Becker. Et notre expérience palpatoire a été améliorée par les Drs Frymann, Upledger, Jealous, Fulford, Barral, Greenman, Mitchell, Beal et Johnston parmi d'autres. Nous sommes reconnaissants à nos maîtres.

Nous voudrions remercier particulièrement nos épouses Denise, Barbara, et Beth pour leur appui et Eric Shilland pour son assistance informatique et graphique.

# Table des matières

## Niveau I



## Niveau II

# Table des matières

# *BUTS*
# *NIVEAU 1*

- comprendre l'anatomie et la physiologie des tissus conjonctifs et myofasciaux et les propriétés neuro-réflexes et mécaniques qui s'y rapportent

- comprendre les principes du relâchement myofascial dans le diagnostic et le traitement ostéopathique

- développer les aptitudes à la manipulation et à la résolution des problèmes

- prendre conscience des interrelations fonctionnelles entre les différentes parties du corps et de l'unité dynamique de l'ensemble du corps dans le diagnostic et le traitement.

- expérimenter les multiples techniques à la fois en tant qu'opérateur et en tant que sujet.

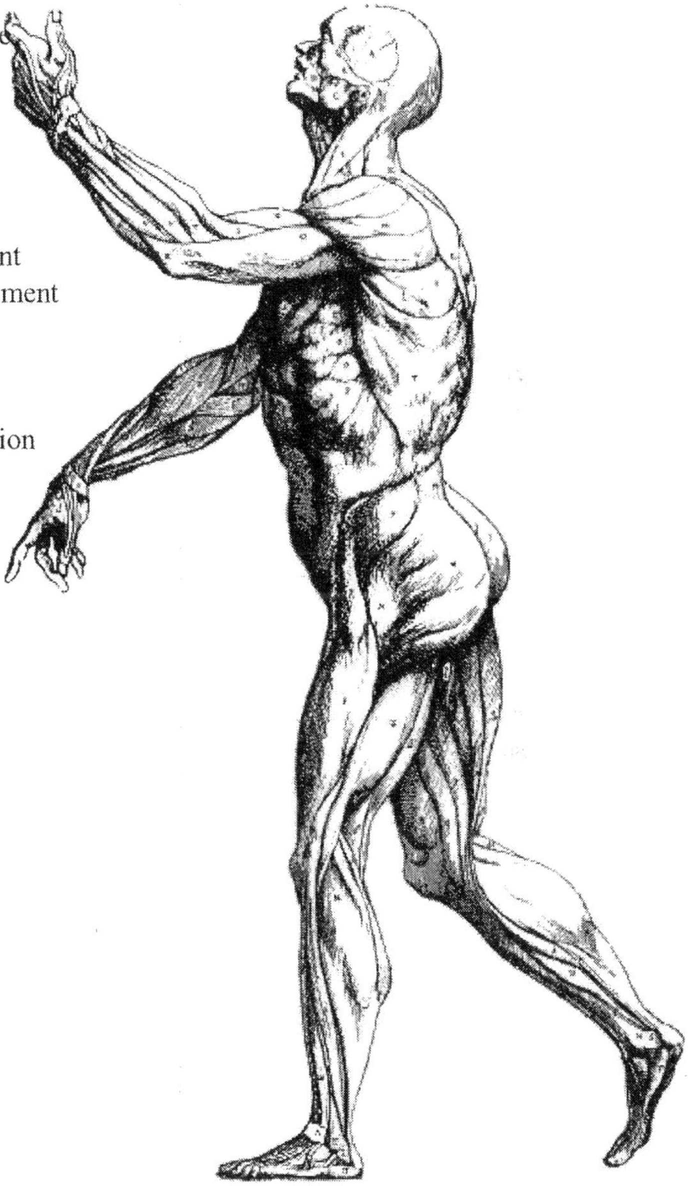

## CONCEPT DE MYOFASCIAL RELEASE

Le relâchement myofascial et fascio-ligamentaire est une approche manipulative qui concerne le fonctionnement/dysfonctionnement tri-dimensionnel des éléments actifs (propriétés neuro-réflexes du système neuromusculaire) et passifs (propriétés viscoélastiques du tissu conjonctif) du système musculo-squelettique.

L'équilibre relatif (tension et relâchement) de cette organisation tri-dimensionnelle du tissu myofascial s'évalue en comparant la droite par rapport à la gauche, l'avant par rapport à l'arrière et le haut par rapport au bas.

Le traitement par relâchement myofascial et fascio-ligamentaire fait appel à des techniques directes d'étirement et de pompage et à des techniques directes et indirectes de démêlage dont le but est de provoquer des modifications neuro-réflexes et viscoélastiques sous-jacentes et distantes du point de contact. La perception tri-dimensionnelle des rapports anatomiques est essentielle.

La mise en œuvre du traitement nécessite l'évaluation de l'équilibre fonctionnel des tissus myofasciaux superficiels et profonds c'est à dire de leur état de tension et de relâchement et de la perception des modifications viscoélastiques et neuro-réflexes c'est à dire de l'existence de creep ou d'hystérésis, sous l'effet d'une mise en charge manuelle.

## CONCEPT HISTORIQUE

Les techniques de relaxation et d'équilibrage myofascial se situent à la base des premières approches de traitement utilisant des techniques manuelles ostéopathiques.
Barber (1898), l'un des premiers diplomés du programme médical révolutionnaire de A.T. Still's,décrit ces approches thérapeutiques du patient dans un des premiers livres de techniques ostéopathiques.

Tout au long du 20ème siècle ces approches existaient côte-à-côte avec les techniques de mobilisations articulaires mieux connues. Dans la dernière partie du siècle les travaux de Sutherland, Becker, Ward et Chila continuèrent à développer ce concept de réponses neuroréflexives et neuromusculaires.

Ces descriptions sont considérées comme étant des instruments d'enseignement dans le but d'assister les étudiants dans leur quête de la conscience ostéopathique du corps à la recherche permanente de l'équilibre.

## A) PROPRIETES NEURO-REFLEXES

Les fuseaux neuromusculaires sont disposés parallèlement aux fibres musculaires squelettiques et les influx afférents augmentent quand le muscle est étiré. Ceci permet au SNC de s'opposer à un étirement donné en faisant alors contracter les fibres musculaires. Le FNM est capable d'augmenter ou de diminuer sa sensibilité à l'étirement selon les exigences imposées par le SNC.

Si la situation exige l'étirement maximal d'un muscle, le mécanisme gamma efférent, qui contrôle le tonus du FNM, va se régler à un niveau de sensibilité inférieur pour permettre au FNM de moins réagir à l'étirement des fibres extra-fusoriales.

A l'inverse, si la situation exige de développer une activité musculaire en salves courtes et rapides, sans étirement important de la fibre musculaire, le contrôle gamma efférent va se régler à un niveau de sensibilité beaucoup plus haut, pour répondre plus rapidement à des étirements peu importants des fibres musculaires.

De temps en temps, lors d'activités inattendues ou trop rapides pour la capacité de réponse du FNM, la différence entre la longueur de repos des fibres fusoriales et celle les fibres extra-fusoriales peut devenir trop importante avec pour conséquence une relation dysfonctionnelle.

Quand il existe ce type de disparité, le système gamma est hyperstimulé et les influx afférents augmentent, entraînant une contraction des fibres extra-fusoriales qui, à leur tour, ramènent le système gamma à son tonus normal de repos. Le tonus de repos ne s'obtient jamais de cette manière, ainsi une stimulation gamma permanente a pour conséquence un spasme et la dysfonction myofasciale compensatoire qui en découle.

L'incapacité du système gamma à revenir à son tonus normal de repos est un des mécanismes probables de la dysfonction somatique.

Quand on étire un muscle de manière contrôlée, comme dans les techniques de MFR par exemple, on provoque automatiquement une augmentation des influx dans le système afférent connecté au système de contrôle gamma efférent. Si cet étirement est soutenu pendant une longue durée, les neurones moteurs gamma sont dans l'incapacité de provoquer une contraction réflexe des fibres extra-fusoriales.

Comme l'étirement est inférieur au seuil du mécanisme tendineux de Golgi, la surcharge du mécanisme gamma permet de réinitiliser le gain à un niveau inférieur. L'allongement de la matrice extra-fusoriale se fait par MFR et le système gamma peut alors corriger la différence qui était auparavant responsable d'une hyper-contraction des fibres extra-fusoriales. Le retour à un tonus normal de repos permet une synchronisation optimale des mécanismes intra et extra-fusoriaux et des tissus myofasciaux avoisinants.

## B. Propriétés du tissu conjonctif : Définition de Termes

**Tension** : forces internes qui interagissent avec des parties contiguës du corps et qui sont dues à des forces extérieures comme des cisaillements ou des tractions. Une force ou un système de forces à l'origine d'une contrainte

**Cisaillement** : force qui entraîne le glissement de 2 parties l'une sur l'autre et de direction opposée ; la contrainte ou la déformation résultant de cette force de cisaillement.

**Contraindre** : provoquer une modification de forme ou de volume d'un solide

**Raideur** : énergie emmagasinée dans un tissu, qui engendre une résistance à la déformation ; la charge requise pour provoquer une déformation

**Plastique** : capacité à se déformer dans toutes les directions et de garder cette déformation de manière permanente

**Déformation plastique** : modification de forme d'un solide par application d'une tension soutenue et suffisante

**Viscoélastique** : réponse mécanique d'un matériau, d'un tissu ou d'une structure, comportant une résistance aux fluides et des tendances à la restauration

**Relaxation** : diminution de la charge résistante avec le temps, avec une déformation constante

**Etirement linéaire** : augmentation de la longueur d'une structure ou d'un tissu dans la même direction que la force qui lui est appliquée

**Creep** : déformation lente et permanente du tissu soumis à une contrainte inférieure à la limite d'élasticité. Le procédé d'assouplissement ou d'inflexion d'un matériel avec la modification de la forme résultante qui est la conséquence d'une augmentation de la contrainte. En dessous d'une certaine contrainte, le creep ne se produit pas.

**Creep cyclique** : déformation qui diminue en réponse à l'application répétée d'une charge

**Hystérésis** : le délai d'apparition d'un effet par rapport à sa cause quand un tissu est soumis à une contrainte ; il y a perte d'énergie et le tissu présente une modification temporaire (c'est à dire qu'il est plus lâche).

## B) COMPOSANTS DU TISSU CONJONCTIF

La résistance musculaire à l'étirement n'est que faiblement due aux propriétés neuro-réflexes qui contrôlent la longueur du muscle. Elle est en plus grande partie influencée par la structure du tissu conjonctif que par les éléments myo-fibrillaires. Dans les articulations et autour des articulations, les tissus conjonctifs, qui fonctionnent normalement aussi bien pour limiter que pour favoriser la mobilité, sont les éléments essentiels de restriction de la mobilité.

Les forces de contrainte, de tension et de cisaillement sont à l'origine d'une dysfonction myofasciale qui perturbe cette fonction de mobilité par des modifications de la rigidité et de la viscoélasticité du tissu conjonctif.

Le tissu conjonctif est fait de fibres collagènes, d'élastine et de fibres réticulaires noyées dans une matrice protéo-polysaccharidique, la substance fondamentale. Les caractéristiques gel-solution de la substance fondamentale lui permettent d'agir à la fois comme un fluide et comme un solide. Sa fonction est optimisée quand l'état « sol » (fluide) prédomine. Le collagène est une protéine fibreuse qui a une résistance à la tension très importante. L'élastine et les fibres réticulaires sont aussi des protéines mais dont la résistance à la tension est plus faible avec des propriétés élastiques qui permettent au tissu de retrouver sa longueur normale après avoir été étiré. Quand le collagène a été étiré, il se comporte différemment et il subit une déformation permanente (plastique) sans revenir complètement à sa conformation initiale (c'est le creep). L'énergie est soit emmagasinée soit perdue (c'est l'hystérésis) et le tissu devient plus rigide ou plus relâché.

Les composants cellulaires du tissu conjonctif comportent des cellules à fonction métabolique, immunitaire et inflammatoire comme les fibroblastes, les macrophages et les cellules de la lignée blanche. En tant que composant de l'espace inter-cellulaire, le tissu conjonctif est traversé par des nerfs et des vaisseaux qui en font un lieu d'activité neuro-circulatoire en particulier pour l'inflammation, l'apport métabolique de nutriments et l'élimination des déchets. Les tissus conjonctifs présentent aussi des terminaisons nerveuses nociceptives.

## COMPORTEMENT MECANIQUE DU TISSU CONJONCTIF

Dans le tissu conjonctif, il existe des éléments visqueux, plastiques et élastiques. Une déformation visqueuse est permanente, une déformation élastique se récupère. Il se produit une déformation permanente quand le tissu conjonctif subit une charge excessive ou répétitive avec pour conséquence des zones localisées de contrainte et de tension. Les tissus se rigidifient et deviennent tendus ou présentent un creep et se relâchent. Les zones de tension sont cliniquement importantes et peuvent répondre à des techniques manuelles qui concentrent les forces thérapeutiques pour que le creep se produise. L'énergie emmagasinée dans les tissus est libérée entraînant le relâchement et la réduction de la tension tissulaire (hystérésis). On introduit un relâchement relatif dans les tissus conjonctifs favorisant l'équilibre tissulaire et les dispositions à la restauration.

Le tissu conjonctif est constamment le siège de forces symétriques et asymétriques déterminées par les éléments actifs et passifs du comportement moteur (position assise, debout, marche, course, flexion, torsion et repos).

Les éléments actifs engagent les systèmes de mobilité neuro-musculaires qui comportent à la fois des éléments inhibés et hyperstimulés interagissant ensemble dans le même muscle. Ces systèmes créent des zones de tension compensatoire localisées, avec compression et raideur ainsi que distraction et relâchement. La décompensation se traduit par une diminution de la fonction motrice (amplitude, qualité, équilibre, coordination) avec un handicap et une douleur associés.

Les éléments passifs du tissu conjonctif peuvent devenir une source de tension ou de relâchement qui exerce une force de compression (traction) ou de distraction (poussée) sur les tissus locaux. Dans les tissus avoisinants, la compression entraîne une raideur tandis que la distraction permet un excès de mouvement. La tension a aussi un effet de rétention qui limite la mobilité autour de la zone de tension alors que le relâchement diminue les fonctions normales de stabilisation en favorisant le mouvement en direction de la zone de tension. Dans les deux cas on a une association avec la fatigue musculaire, la faiblesse et la faiblesse des réflexes, qui a pour conséquence des déséquilibres dans la coordination et la mise en charge. Cliniquement, la douleur est souvent perçue dans les zones de relâchement avec une mobilité tissulaire excessive, probablement en raison de la stimulation des nocicepteurs.

Les facteurs de raideur et de relâchement ne sont pas exclusivement mécaniques. Ils peuvent être thermiques - la chaleur relâche les tissus alors que le froid les enraidit - ou neurochimiques, par des effets centraux, périphériques et autonomiques sur les éléments de mobilité actifs et passifs. La régulation du système endocrine et immunitaire ainsi que le métabolisme et le fonctionnement des fluides au sein des tissus conjonctifs peuvent aussi avoir une incidence sur le traitement de l'information neuro-sensorielle. Le comportement général est un processus interactif dynamique d'une certaine complexité.

## E) ANATOMIE FONCTIONNELLE DU TISSU CONJONCTIF

**Le fascia superficiel** est un tissu conjonctif fibro-élastique adipeux lâche. Les corpuscules de Pacini sont localisés profondément au sein de ce tissu et sont des récepteurs à la pression. Le fascia superficiel a pour fonction de contrôler le flux sanguin superficiel et la régulation de la température et agit comme une pompe veineuse pour ramener les fluides vers le cœur.

**Le fascia profond** a plus qu'une fonction de soutien qui assemble et aussi sépare les différentes structures anatomiques qui forment les points d'insertion de nombreux muscles et qui protègent les différents organes et les structures neuro-circulatoires. Le fascia profond est une structure dense, plus résistante, plus compacte, qui entoure les tissus d'une couche solide de tissu de revêtement. Il présente aussi des points d'ancrage au niveau des veines, qui favorisent la décongestion par la contracture musculaire.

**Le fascia sous-séreux** est un tissu fibro-élastique lâche, comme le fascia superficiel, qui entoure tous les organes. A mesure que les organes se développent, ils se déplacent à travers ce fascia sous-séreux et y restent toute la vie. Il assure la lubrification de toutes les faces et entoure toutes les structures nerveuses et circulatoires profondes. Le fascia superficiel et le fascia profond sont en fait en continuité l'un avec l'autre. Le fascia sous-séreux forme le feuillet externe des organes internes et de leurs subdivisions comme le péritoine, le péricarde etc. En fait, tous les organes abdominaux sont retro-péritonéaux car ils se trouvent en fait au sein du fascia sous-séreux qui est superficiel par rapport au péritoine.

Avec l'âge, les composants élastiques des tissus conjonctifs diminuent alors que les propriétés contractiles et de viscosité persistent durant toute la vie. Cependant, avec l'âge, les tissus ont une moindre capacité à reprendre leur configuration normale et subissent une déformation plastique à mesure que les effets de la gravité s'exercent sur la fonction posturale (par exemple l'augmentation de la cyphose dorsale).

Il existe 4 zones particulières de fascia postural qui nous concernent cliniquement. La première est le fascia lombo-dorsal qui est une zone d'insertion des muscles postérieurs du rachis thoracique, du pelvis et des membres inférieurs. Par ailleurs, il favorise la mobilité vertébrale et la coordination des muscles des membres inférieurs et du tronc dans leurs activités liées au mouvement et à la posture. La 2^e^ est la bandelette ilio-tibiale, la troisième, le fascia des fessiers et la 4^e^, le fascia cervico-thoracique.

# EVALUATION DU PATIENT

La posture optimale se manifeste par une symétrie fonctionnelle et structurelle dans les activités statiques et dynamiques. La coordination correcte de l'ensemble des éléments musculo-squelettiques nécessite proprioception, souplesse, réflexes segmentaires et équilibre musculaire. La tension myofasciale influe sur toutes les fonctions avec pour conséquence un déséquilibre relatif, une raideur, une absence demobilité et une facilitation neurologique. Dans les techniques d'évaluation myofasciale on prend en compte les réponses à la mobilisation au début du mouvement et tout au long du secteur de mobilité. On compare la souplesse relative dans les trois dimensions, à droite et à gauche, en notant d'abord le côté où se manifeste la résistance.

**Examen myofascial de dépistage en 10 points**

On compare les données en recherchant une augmentation de la résistance ou une diminution de la souplesse de la droite par rapport à la gauche.

1. Test de traction
2. Test d'inversion de la cheville
3. Bascule du pelvis
4. Translation de la cage thoracique
5. Compression de la cage thoracique
6. Pronation de l'avant-bras
7. Traction-abduction de l'épaule
8. Bascule du thorax
9. Compression cervicale latérale
10. Traction occipitale

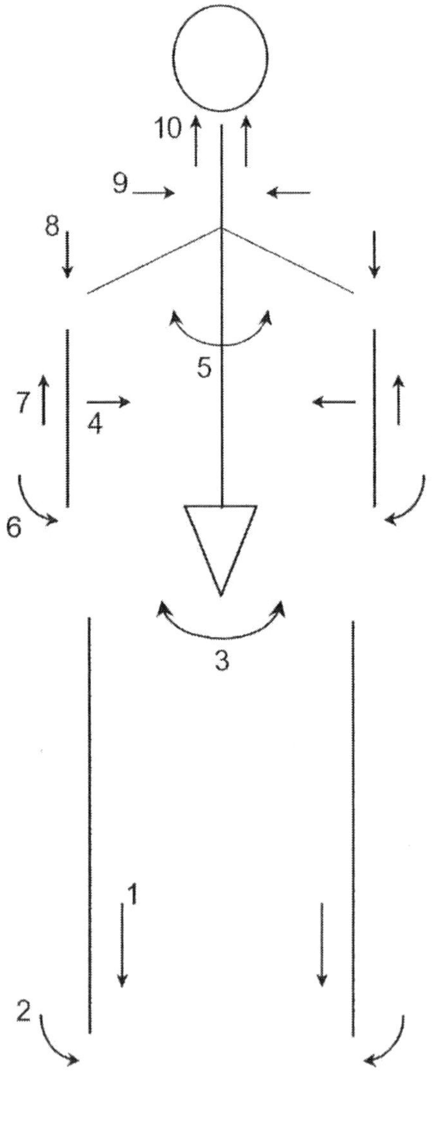

# PRINCIPES DE TRAITEMENT

## A) LE CONCEPT *EBR* : EQUILIBRE, BARRIERE, RELACHEMENT

1. Au début et à la fin de toute procédure de médecine manuelle, l'ensemble des tissus de l'organisme est en état d'équilibre; or, cet équilibre peut être inapproprié. Les techniques manuelles détruisent délibérément cet équilibre, pour atteindre un état fonctionnel mieux adapté.

2. Les barrières tissulaires et tout obstacle à la liberté de mouvement, sont évalués lors de la mise en œuvre des techniques manuelles et sont traitées selon une approche directe ou indirecte. En conséquence, on supprime la barrière ou la raideur ou du moins on réduit considérablement leur influence.

3. A la fin d'une technique de MFR ou FLR, les barrières sont libérées avec pour conséquence une sensation plus évidente d'équilibre tissulaire et de mouvement inhérent. Cette libération se produit à des intervalles de temps variables, en moyenne au bout de 15 à 30 secondes et se ressent comme une « fonte » de la tension tissulaire ou un relâchement de la raideur/restriction myofasciale. Ce relâchement peut être lent et mesuré ou rapide et oscillant selon les tissus et les zones du corps traitées.

4. Il est vrai que de nombreuses séquences de EBR sont nécessaires avant d'amener l'équilibre myofascial à un niveau qui s'associe à une amélioration clinique de la plainte principale. Ceci peut nécessiter de répéter les séances.

## B) POINT D'ENTREE AVEC TENSION, TRACTION ET TORSION (POET3)

1. L'entrée en contact avec une zone de restriction tri-dimensionnelle maximale constitue un **point d'entrée** par lequel peut commencer le traitement par MFR ou FLR.

2. On débute la séquence en récupérant le jeu par mise en tension puis en introduisant une traction et une torsion soit directe soit indirecte.

3. Les techniques peuvent se baser sur un étirement direct le long des plans curvilignes de tension myofasciale (c'est là où intervient la torsion) ou sur des techniques de pompage dans lesquelles on comprime le côté relâché en direction de la barrière et on exerce un pompage léger du côté tendu avec une force de compression rythmique lente. Les techniques de démêlage utilisent des forces tri-dimensionelles, associant des forces directes ou indirectes dans le but de provoquer un relâchement ou un démêlage tissulaire durable. Ce démêlage doit être suivi jusqu'à ce qu'il atteigne un point de repos après quoi les tissus devront être réévalués à la recherche d'une symétrie tri-dimensionnelle. Si l'asymétrie persiste, on doit répéter la technique jusqu'à amélioration de l'équilibre tissulaire.

# PRINCIPES DE TRAITEMENT

## C) RELACHEMENT PROXIMAL ET DISTAL

Il est important que l'opérateur reste concentré et relâché pour optimiser sa capacité à percevoir et à suivre les modifications au sein du tissu myofascial. Ceci nécessite une certaine réceptivité et un sens palpatoire qui permettent de suivre les relâchements inhérents qui se produisent sous les mains. Il ne s'agit pas de « pousser les tissus » dans la direction dans laquelle ils devraient être ou devraient aller. Le technique de MFR ou FLR concerne les tissus aussi bien au niveau proximal que distal, ce qui en fait une technique manuelle unique et potentiellement de grande portée. La perception de la restriction tissulaire et du relâchement le long des plans myofasciaux jusqu'aux régions distales du corps peut se développer en visualisant l'anatomie du corps et en projetant sa sensibilité palpatoire.

# TRAITEMENT MYOFASCIAL DU THORAX ET DE LA CAGE THORACIQUE

## 1. JONCTION THORACO-LOMBAIRE – PATIENT EN PRONATION -TECHNIQUE D'ETIREMENT DIRECT

L'évaluation de la mécanique thoraco-lombaire se fait en plaçant les éminences thénar sur les régions para-vertébrales, les pouces pointés en direction céphalique. Le reste de la main tombe latéralement au contact de la cage thoracique au niveau de la ligne axillaire moyenne. En projetant sa sensibilité palpatoire dans cette région, l'opérateur évalue la sensation globale de dureté/souplesse ou de tension/relâchement en exerçant doucement une rotation, une latéroflexion et une compression sur les tissus de la région.

Le traitement se fait en exerçant, entre les deux mains, une force de traction directe latérale et antérieure, par l'intermédiaire des deux éminences thénar et de la face palmaire des doigts et des mains dans un mouvement vers l'avant. On perçoit la cage thoracique comme un objet sphérique sur lequel on applique une traction et une torsion avec un étirement curviligne des tissus. Cette traction sera maintenue jusqu'à la perception d'un relâchement propre sous les mains et à ce moment, on déplace les légèrement vers le haut ou le bas, l'avant ou l'arrière pendant tout le processus de relâchement propre. Il peut y avoir de nombreux relâchements curvilignes après quoi le mouvement cesse et la région sera réévaluée comme précédemment.

Souvent, il se produit un réflexe de rougeur, particulièrement lors de cette technique myofasciale mais aussi pour d'autres. Cette rougeur cutanée persiste plus longtemps que la rougeur cutanée qui se produit après une pression de la peau. Cette réponse durable est le reflet d'un relâchement neuro-réflexe qui s'est produit dans les tissus et peut se prolonger plusieurs minutes.

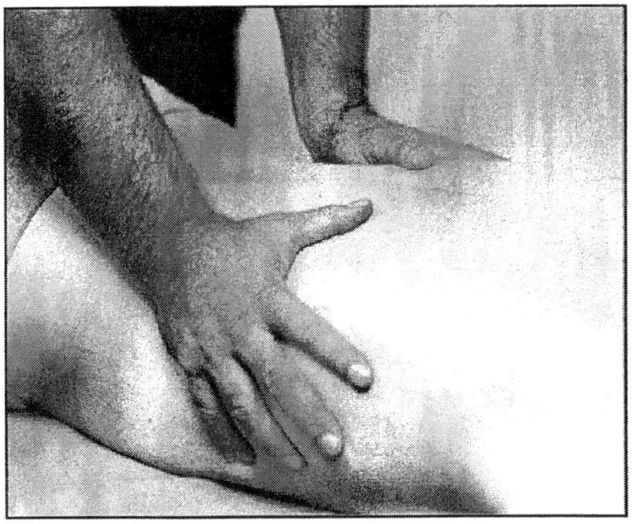

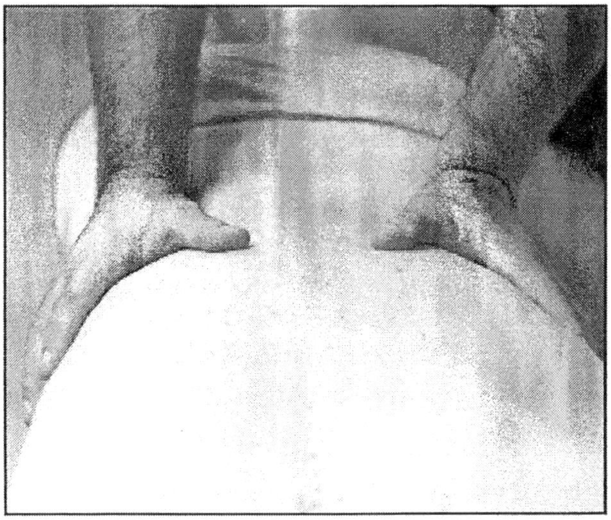

Traitement thoracolombaire en procubitus

## 2. RELACHEMENT DE LA PARTIE BASSE DE LA CAGE THORACIQUE

### *a) PATIENT EN SUPINATION – TECHNIQUE INDIRECTE*

On teste la partie antérieure de la cage thoracique de la même manière que précédemment, les pouces pointant en direction céphalique, les mains retombant latéralement sur la cage thoracique. On évalue les tensions et la dureté relative des tissus en testant la souplesse des mouvements que l'on introduit c'est à dire les mouvements antéro/postérieurs, supéro/inférieurs, de traction, de compression, de translation latérale de l'ensemble de la cage thoracique, à droite et à gauche, de l'avant vers l'arrière.

On applique le traitement de manière indirecte, en combinant et en maintenant les directions d'aise et en suivant le relâchement inhérent jusqu'au retour à l'équilibre et jusqu'à ce qu'il n'y ait plus de mobilité tissulaire. On réévalue après traitement.

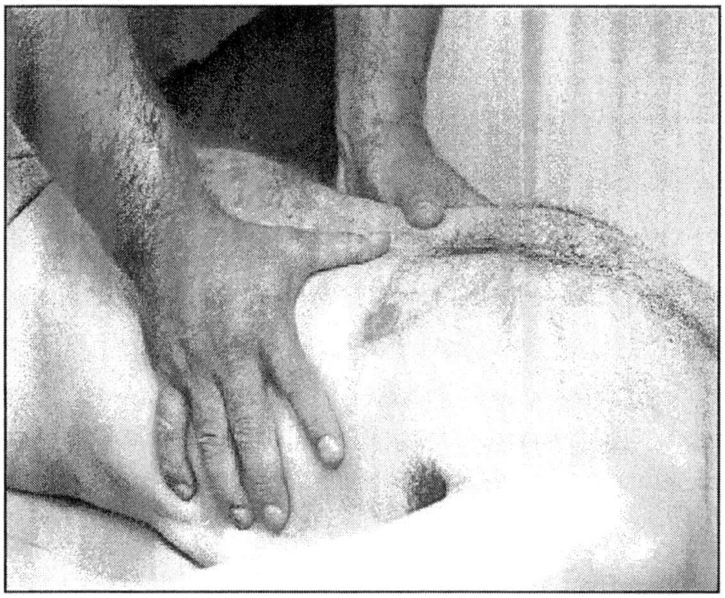

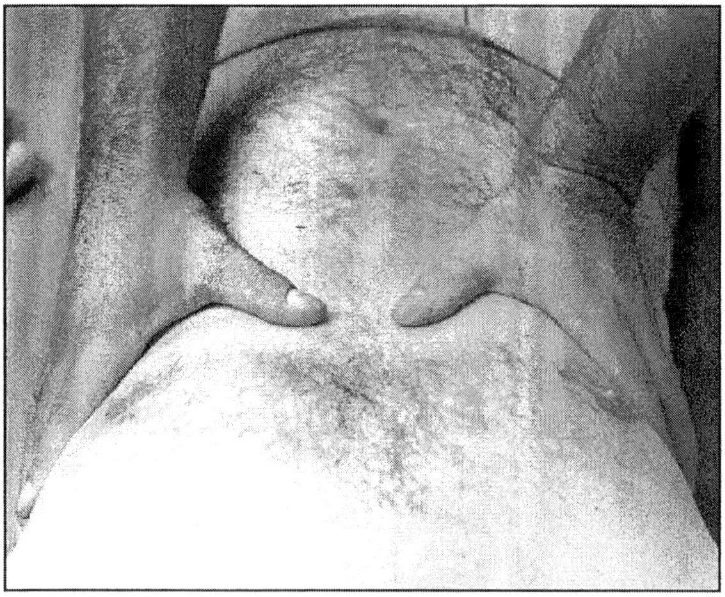

Traitement du gril costal inférieur en décubitus

*b) PATIENT ASSIS – TECHNIQUE INDIRECTE*

L'opérateur est debout derrière le patient, les mains en avant sous le rebord costal. On évalue la souplesse des tissus par une simple translation de droite à gauche, le traitement se faisant ensuite dans la direction d'aise.

Pour le **traitement**, on demande au patient d'expirer complètement pour commencer le démêlage, la tête inclinée vers le bas. Lors du démêlage on peut attirer la cage thoracique vers l'avant, l'arrière, en latéroflexion et en rotation dans toutes les directions jusqu'à ce que le relâchement inhérent s'arrête et revienne à un nouveau point d'équilibre. A ce moment on applique le test de translation latérale et on évalue de manière appropriée.

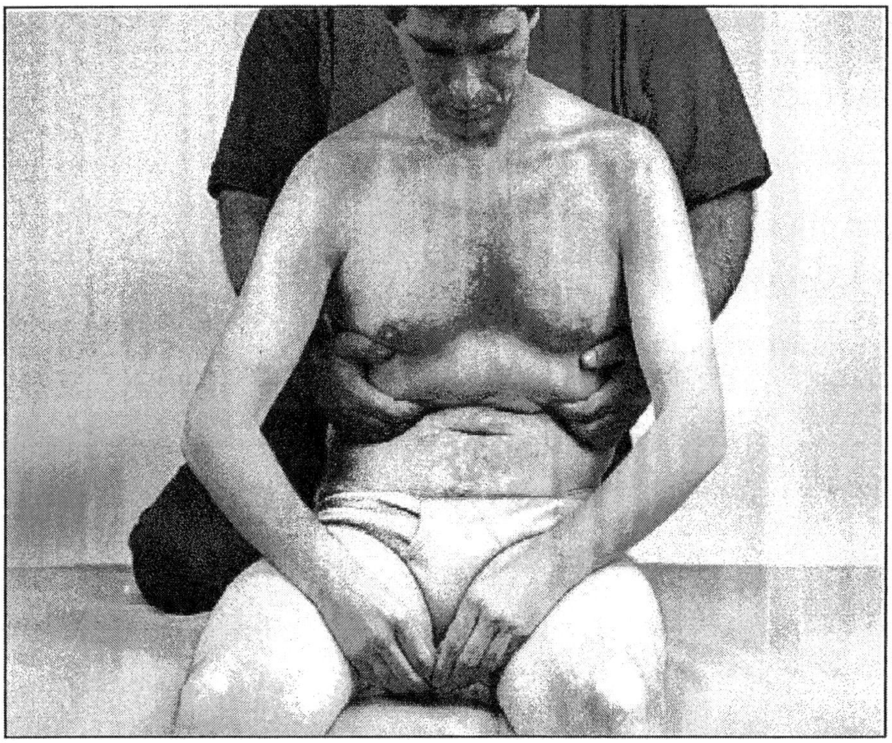

Traitement du gril costal inférieur assis

### 3. PARTIE SUPERIEURE DU THORAX

*a) PATIENT EN SUPINATION – TECHNIQUE INDIRECTE*

L'opérateur sur le côté, une main en dessous, l'autre au-dessus à la partie supérieure de la cage thoracique. On recherche dans l'évaluation la souplesse relative à la compression et la sensation générale de tension de la cage thoracique.

Le traitement s'applique en introduisant des directions d'aise entre les deux mains palpatrices (translation latérale, translation supéro-inférieure, rotation, latéro-flexion, inspiration/expiration et compression). Seuls de petits mouvements sont nécessaires pour commencer le processus de démêlage. Le contact des mains doit être léger et une fois que le démêlage est terminé, on réévalue les tissus.

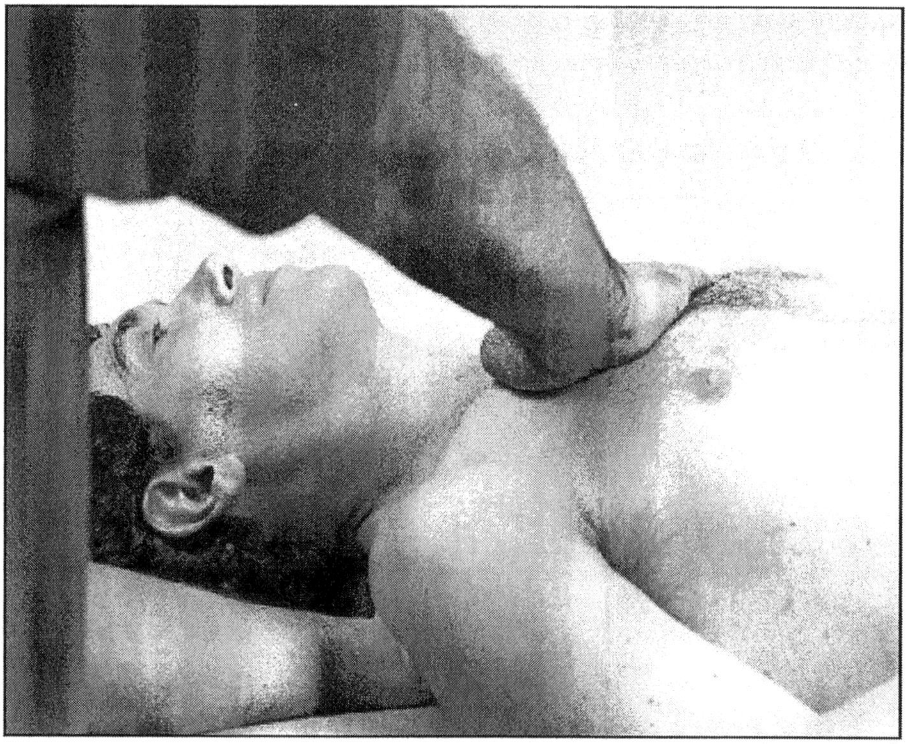

Traitement de la cage thoracique supérieure en decubitus
Approche Horizontale

*b) PATIENT EN SUPINATION – TECHNIQUE DIRECTE*

L'évaluation se fait debout à la tête de la table, les deux mains sur la région sternale, en appliquant une force de compression vers le bas et l'arrière pour tester la souplesse de la région sternale.

Le **traitement** consiste à maintenir la pression en résistant à l'inspiration jusqu'à ce que l'expiration suivante permette une force compressive supplémentaire pour suivre les tissus sous la main. Cette force compressive doit être maintenue jusqu'à ce qu'on ait la sensation que la restriction myofasciale disparaît ou qu'un démêlage se produit brièvement, selon une trajectoire curviligne. Ce traitement peut se faire avec une ou deux mains. Dans la technique à deux mains on place les mains de part et d'autre du sternum.

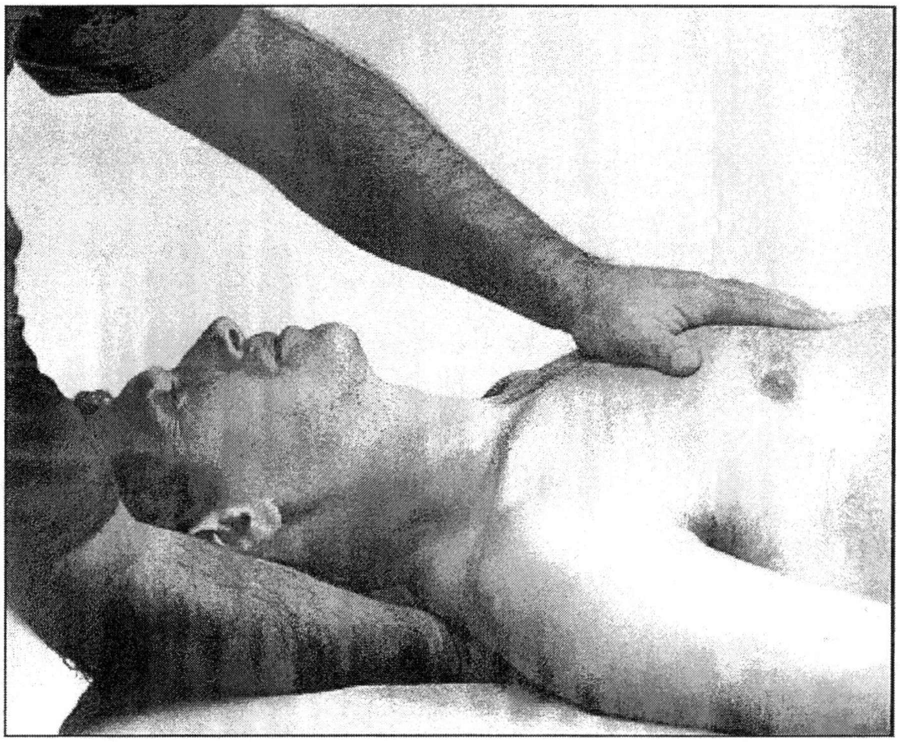

Traitement de la partie supérieure de la cage thoracique en décubitus
Approche verticale

### c) *PATIENT EN SUPINATION – TECHNIQUE D'ETIREMENT DIRECTE*

L'opérateur est assis à la tête de la table et place ses deux mains en arrière, sous le thorax du patient, à peu près à la partie moyenne du rachis dorsal, en étendant ses doigts jusqu'à la jonction thoraco-lombaire si nécessaire. On évalue la tension relative des régions paraspinales, en étendant l'examen aux structures de l'ensemble de la cage thoracique.

Pour le traitement, on détermine une zone de restriction maximale qu'on utilise comme le point d'entrée. On applique un étirement direct en direction céphalique et latérale en appliquant également une certaine translation antérieure. On maintient cet étirement jusqu'à ce qu'on ressente un assouplissement des tissus sous les mains avec un retour au point d'équilibre après quoi on réévalue.

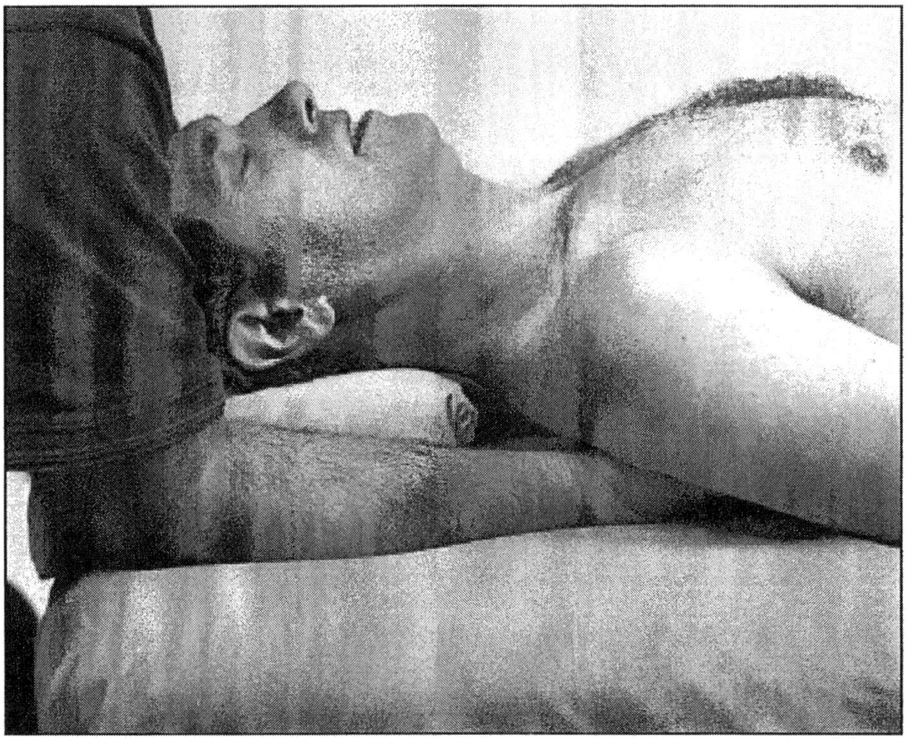

Traitement de la colonne dorsale en décubitus

### 3. RELACHEMENT SCAPULO-THORACIQUE

#### *a) PATIENT EN LATERO-CUBITUS - TECHNIQUE INDIRECTE*

L'opérateur se tient sur le côté de la table, face au patient. La main caudale de l'opérateur passe sous le bras du patient, les doigts sous le bord interne de l'omoplate. La main opposée vient par le sommet de l'épaule et se place également sur le bord interne de l'omoplate.

L'**évaluation** consiste à rechercher la limitation relative du glissement de l'omoplate en direction céphalo-caudale, en translation latérale droite/gauche et en rotation dans le sens horaire et anti-horaire, pour déterminer les directions d'aise. L'omoplate est positionnée dans les trois directions d'aise tandis que, dans le même temps, l'opérateur immobilise l'épaule contre son thorax.

Le **traitement** consiste à maintenir ces positions d'aise jusqu'à ce que soit perçu le relâchement qu'on suit jusqu'à ce les tissus trouvent une nouvelle position d'équilibre et de repos. Dans une seconde phase, ce traitement nécessite que la main caudale de l'opérateur se repositionne sous la pointe de l'omoplate. On réévalue le mouvement de l'omoplate de la même manière et on applique à nouveau une technique indirecte en suivant le relâchement. A la fin de ces deux relâchements, on réévalue l'ensemble du mouvement et on apprécie l'amélioration de l'équilibre.

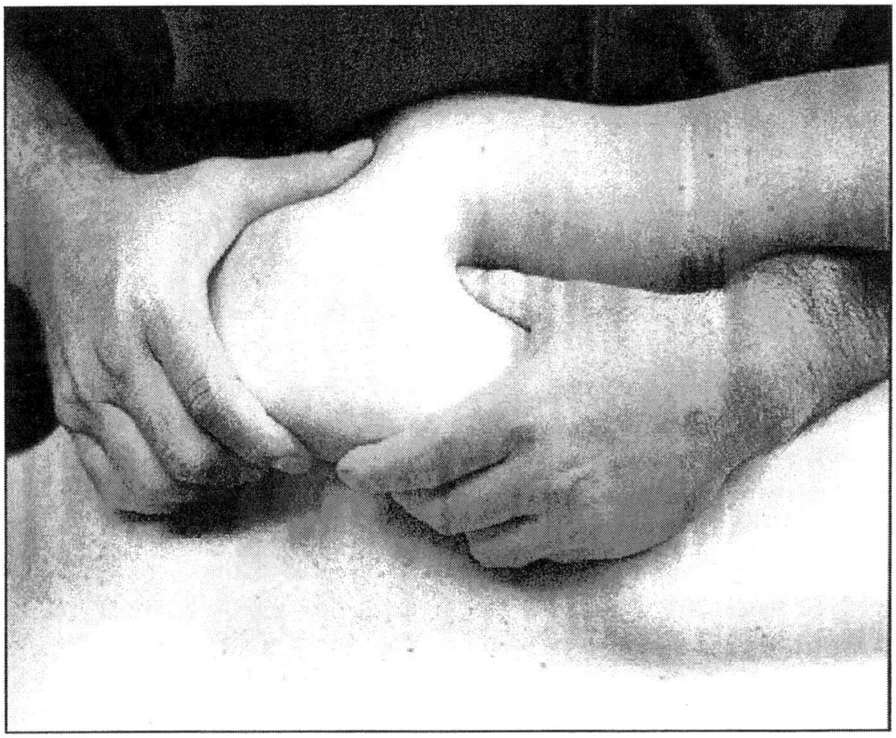

Traitement scapulo-thoracique en décubitus latéral
Bras en adduction

*b) PATIENT EN LATERO-CUBITUS - TECHNIQUE DIRECTE DE DEMELAGE*

La position de l'opérateur est la même que précédemment. **L'évaluation** consiste à amener le bras en flexion, le bras céphalique de l'opérateur sous le bras du patient la main au contact de la face postérieure de l'omoplate, au niveau de son bord interne. L'autre main saisit le bord interne de l'omoplate par en dessous.

Pour le **traitement**, les directions d'aise se testent de la même manière et on maintient l'ensemble scapulo-thoracique dans les directions de résistance, en direction de la barrière, jusqu'à la perception d'un démêlage. On suit le démêlage jusqu'à ce qu'il cesse puis on réévalue la symétrie des mouvements.

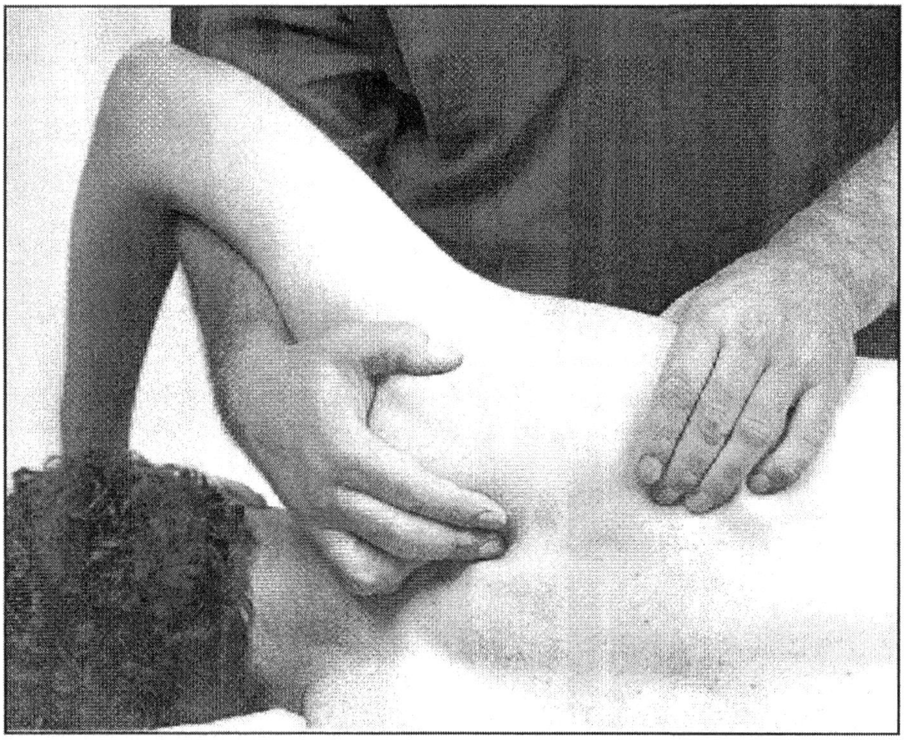

Traitement scapulo-thoracique en décubitus latéral
Bras en abduction

## 9. . PARTIE ANTERO-SUPERIEURE DE LA CAGE THORACIQUE - PATIENT EN SUPINATION – TECHNIQUE DIRECTE DE POMPAGE

L'opérateur est debout sur le côté, face au patient, les deux mains sur la partie antéro-supérieure de la cage thoracique, à peu près à hauteur des $2^e$ et $3^e$ côtes. On évalue la souplesse relative de la partie gauche par rapport à la droite par une technique directe de pompage en comprimant le côté relativement relâché et en pompant doucement et de manière rythmique le côté en tension en appuyant vers l'arrière c'est à dire vers la table.

Le **traitement** se poursuit selon un rythme lent de pompage jusqu'à la perception d'un relâchement des tensions myofasciales dans l'ensemble de la région de l'orifice supérieur du thorax. On aura la sensation d'un transfert de force entre les mains à partir du mouvement de pompage. Ce transfert de force reflète le relâchement des tensions myofasciales. La réévaluation après traitement est indispensable.

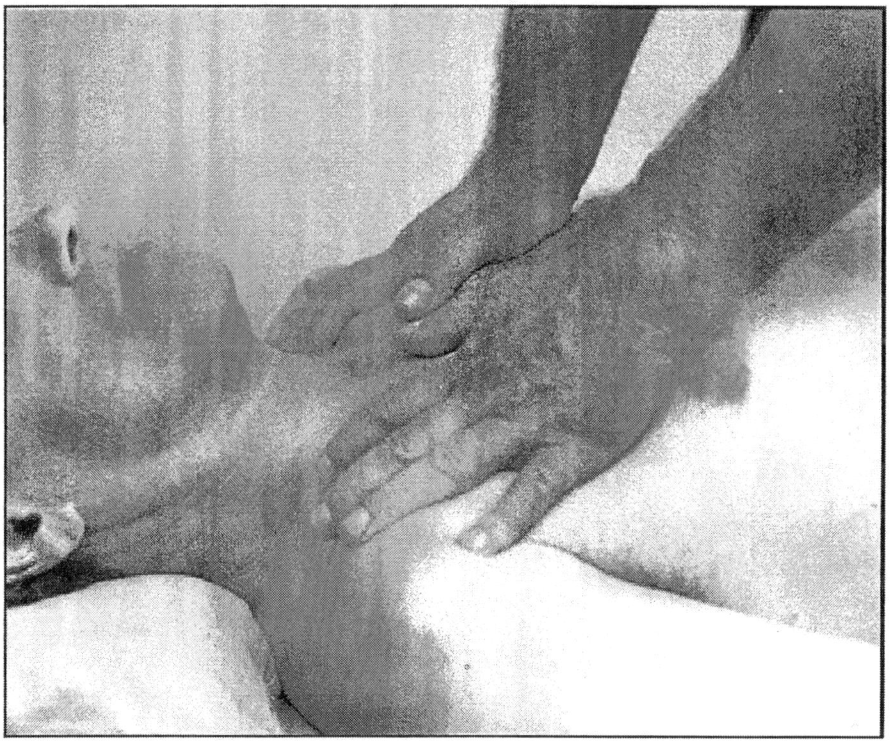

Traitement en décubitus de la partie supérieure de la cage thoracique

## 10. .JONCTION CERVICO-THORACIQUE- PATIENT EN SUPINATION - TECHNIQUE DIRECTE DE DEMELAGE

Opérateur assis à la tête du patient, les deux mains à la partie supérieure de la cage thoracique sur la 1ère côte. Les talons des mains sont au contact du bord supérieur du trapèze et les doigts, au contact des bords latéraux des scalènes, reposant légèrement en avant et en dessous de la clavicule. Les pouces se placent en arrière autour des transverses de T2. Dans cette position, l'opérateur évalue la souplesse relative des tissus en imprimant sur la cage thoracique une force vers le bas alternativement d'une main et de l'autre, à droite puis à gauche. On détermine la souplesse et la restriction relative de chaque côté et on positionne ensuite la cage thoracique en direction de la barrière.

Pour débuter le **traitement** on associe d'autres positions de restriction en testant la souplesse antéro-postérieure (c'est à dire la rotation) de la cage thoracique à droite et à gauche, la translation antéro-postérieure et latérale de l'ensemble de la cage thoracique ainsi que les positions de la tête qui accentuent la barrière (par exemple une rotation à gauche). Les positions de résistance doivent s'ajouter entre elles pour donner un effet de "collier" tout en suivant les relâchements inhérents jusqu'à leur point final. On réévalue la souplesse du tissu après le traitement.

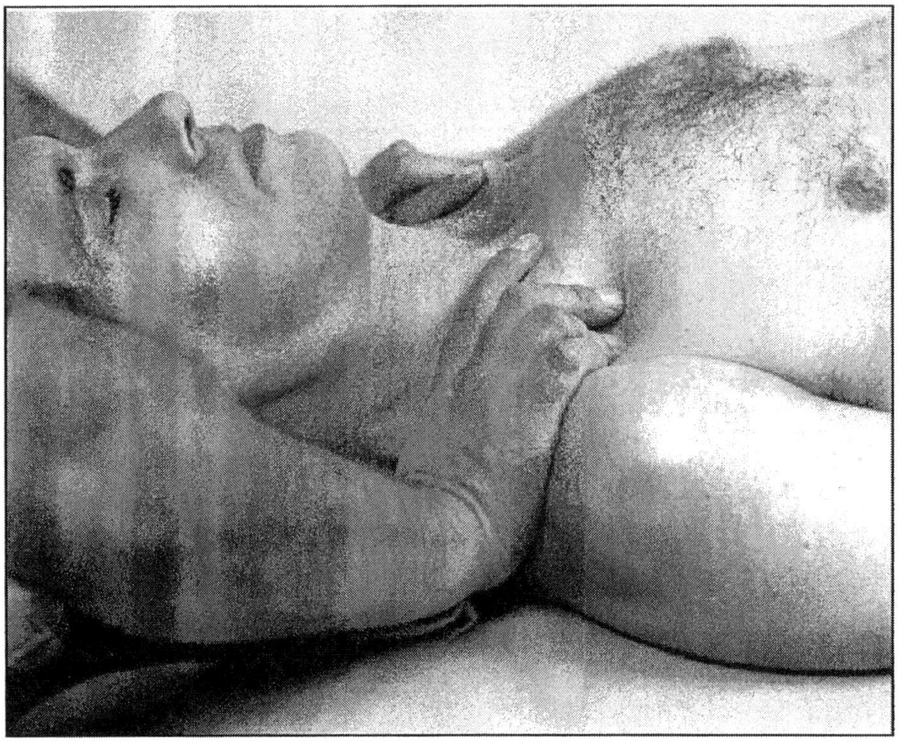

Traitement cervico-thoracique couché
Contact claviculaire

# TRAITEMENT MYOFASCIAL DU MEMBRE INFERIEUR

## 1. TRAITEMENT DE LA CHEVILLE – PATIENT EN DECUBITUS – TECHNIQUE INDIRECTE

L'évaluation se fait par inversion et éversion douces de l'articulation tibio-talienne. On apprécie la souplesse et la restriction relative et on positionne légèrement la cheville dans la direction d'aise ou de plus grande souplesse pour débuter le traitement. On teste les autres mouvements de la cheville en recherchant les directions où la compliance est plus importante qui s'ajoutent à la première déjà appliquée (par exemple la flexion/extension, glissement antéro/postérieur, la pronation/supination de l'avant-pied). Toutes ces directions doivent être simultanément appliquées et on doit sentir et suivre le démêlage des tissus dans les instants qui suivent le positionnement indirect définitif. Ce démêlage doit être suivi pendant toute sa durée dans la cheville et palpé tout le long au niveau du genou, de la hanche ainsi que du pelvis. On réévalue en inversion et éversion à la fin du traitement.

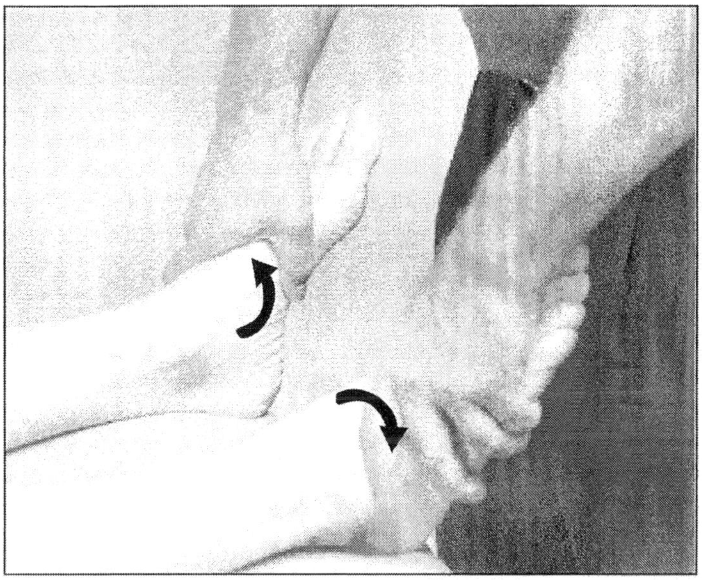

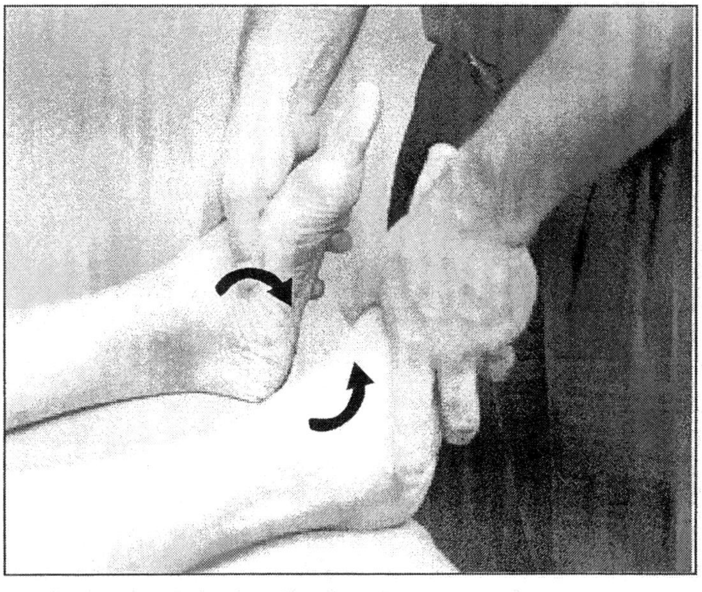

Evaluation de la cheville : éversion et unversion

## 2. TRAITEMENT DU GENOU – PATIENT EN DECUBITUS – TECHNIQUE DIRECTE D'ETIREMENT

On évalue le genou en extension à plat sur la table en localisant et en comparant la position de la TTA par rapport à une ligne passant par le milieu de la rotule. Si la TTA est en position médiale ou latérale par rapport à cette ligne médiane imaginaire, le genou sera traité de la manière suivante.

On traite le genou en flexion, le pied à plat sur la table, par une translation médiale douce, d'une main, l'autre main stabilisant le pied sur la table en maintenant la cheville. On récupère le jeu en direction médiale jusqu'à une sensation de barrière. A ce moment, on maintient la position et, à mesure que la barrière se relâche, on repousse le genou un peu plus en direction médiale jusqu'à disparition de la barrière. On réévalue après traitement pour voir si la TTA s'est déplacée.

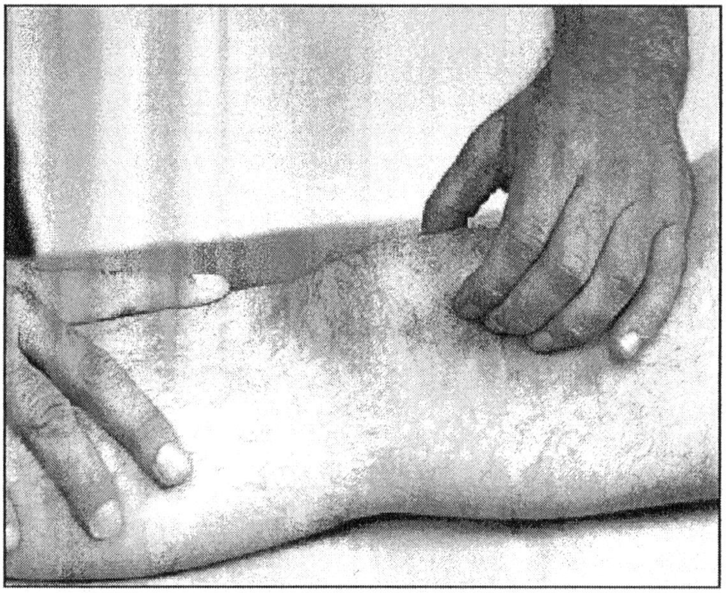

Evaluation du tibia

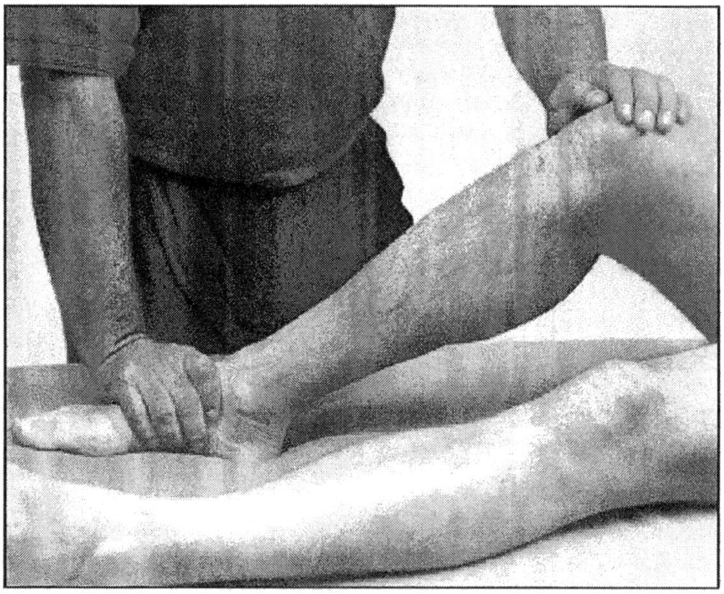

Traitement du genou

### 3. RELACHEMENT D'UN MEMBRE INFERIEUR – PATIENT EN DECUBITUS – TECHNIQUE DIRECTE DE DEMELAGE

On évalue le membre inférieur en plaçant une main sous le tendon d'Achille, l'autre sur la face dorsale de l'avant-pied. On applique une traction sur l'ensemble du membre inférieur en dorsiflexion et éversion complète du pied, en se penchant doucement en arrière. Dans cette position, on peut évaluer la tension dans l'ensemble du cylindre mécanique du membre inférieur et du pelvis. On peut appliquer la même technique au membre opposé et on traite le membre qui présente le plus de restriction ou de tension.

Pour le traitement on reprend la même position que pour l'évaluation, l'ajustement fin se faisant en engageant la barrière de flexion/extension, d'abduction/adduction et de rotation interne/externe de la hanche. On maintient cette position jusqu'à ce que les tissus de l'ensemble du cylindre du membre inférieur commencent à se démêler. La sensation de démêlage peut se projeter tout le long au niveau de la hanche, au niveau sacro-iliaque et même au niveau du rachis lombo-sacré et ce relâchement peut provoquer des mouvements divers dans toutes les articulations intermédiaires. Ces mouvements doivent être suivis lentement par l'opérateur à travers les relâchements curvilignes (par exemple de la flexion du genou, de l'abduction et la flexion de la hanche vers l'adduction et l'extension de la hanche et l'extension du genou). Ce relâchement peut nécessiter plusieurs cycles curvilignes avant d'arriver à un point d'équilibre, point où on réévalue la modification de tension dans le cylindre mécanique du membre inférieur.

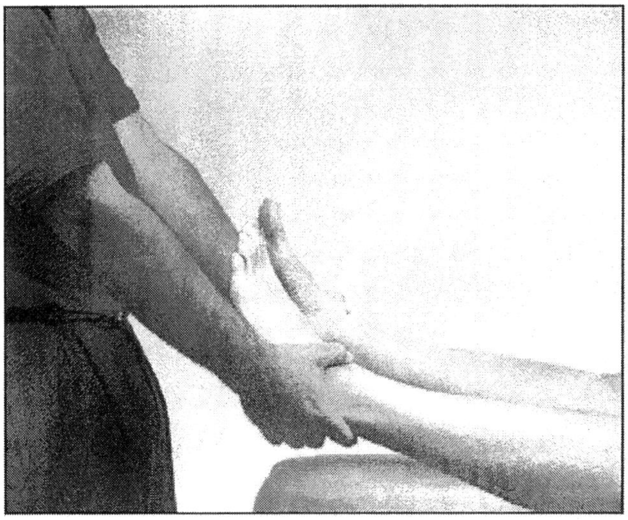

Evaluation en traction des 2 extremités inférieures

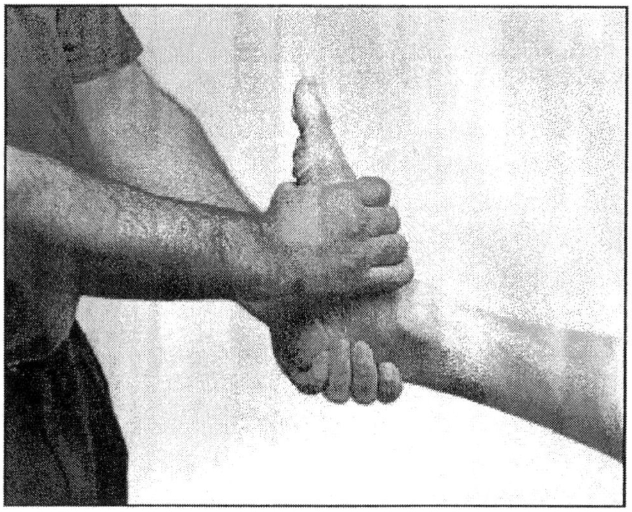

Evaluation en traction d'une extremité inférieure

**(suite...)**

3. **Relâchement d'une extremité inférieure,**
**Patient en decubitus utilisant une Technique de démêlage direct (suite)**

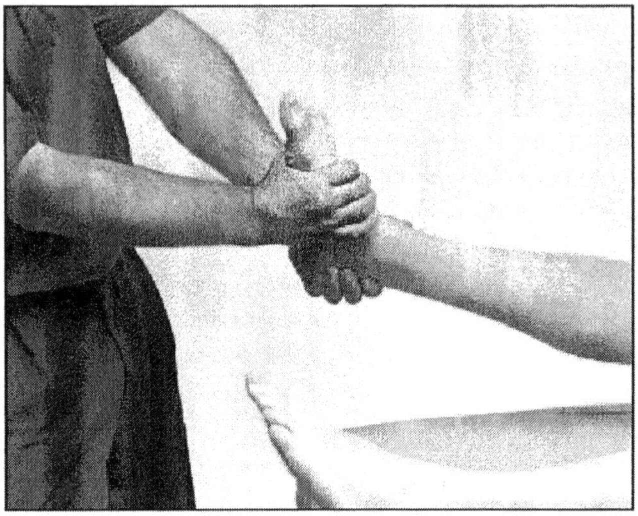

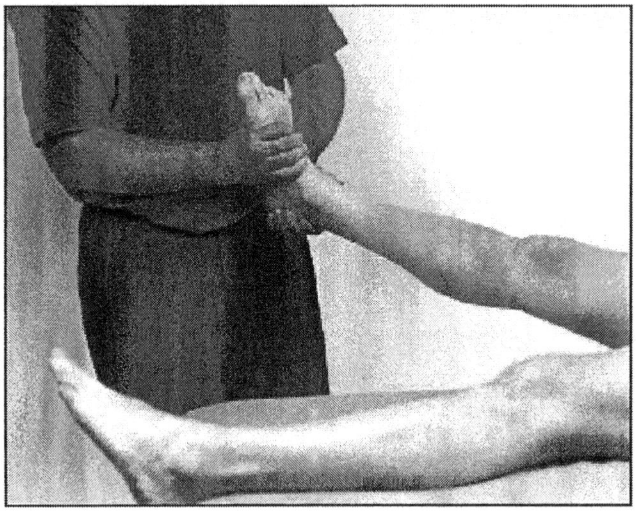

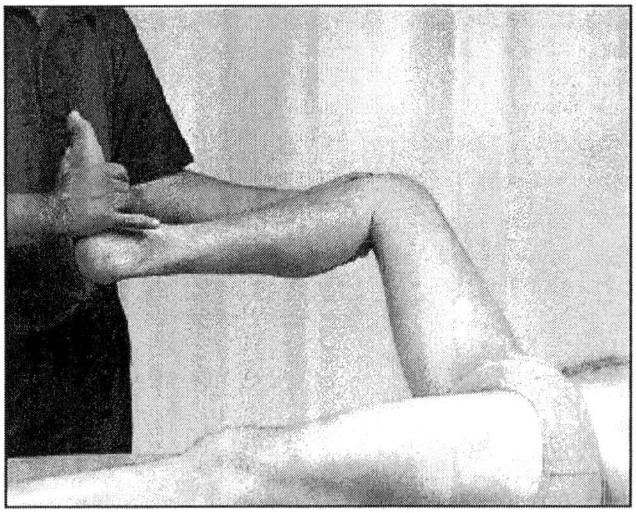

3. <u>Relâchement d'une extremité inférieure,</u>
<u>Patient en decubitus utilisant une Technique de démêlage direct (suite)</u>

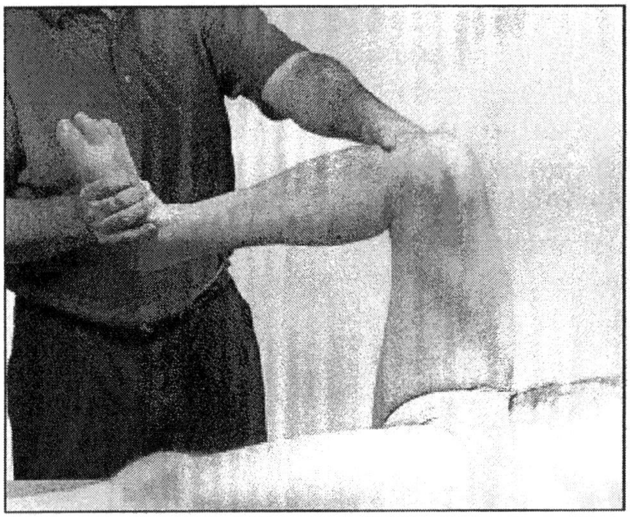

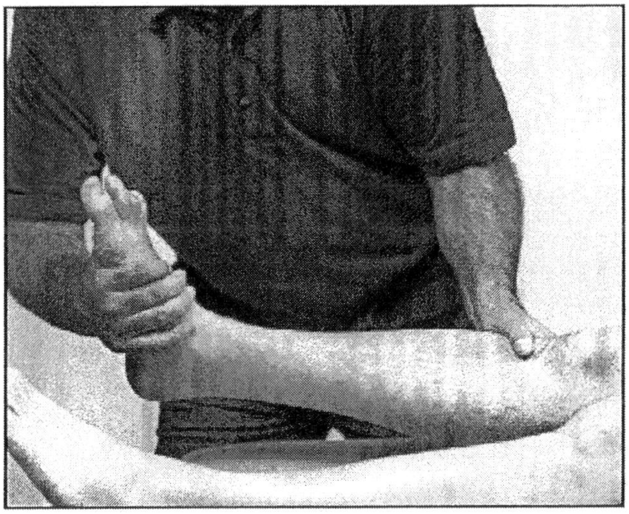

## Notes

# TRAITEMENT MYOFASCIAL DU MEMBRE SUPERIEUR

## 1. TRAITEMENT DES DOIGTS – TECHNIQUE INDIRECTE

On peut évaluer une zone douloureuse ou une dysfonction des articulations des doigts, de la manière suivante. D'une main on maintient la partie proximale du doigt au niveau des tissus mous péri-articulaires tandis que de l'autre, on saisit la partie distale du doigt. L'évaluation de la mobilité se fait dans toutes les directions possibles, en translation latérale, translation supérieure et inférieure, rotation, latéroflexion et flexion/ extension. On évalue aussi la compression et la distraction.

Après évaluation, on traite, en combinant toutes les directions d'aise et en attendant le relâchement du tissu myofascial et même du tissu articulaire impliqué. On suit le démêlage jusqu'à ce qu'il s'arrête. Parfois le relâchement se propage au poignet, au coude et à l'épaule. Ces relâchements nécessitent de focaliser son attention sur les effets à distance du point de traitement ; cependant avec l'expérience cela devient une formalité. Après le traitement on réévalue la mobilité.

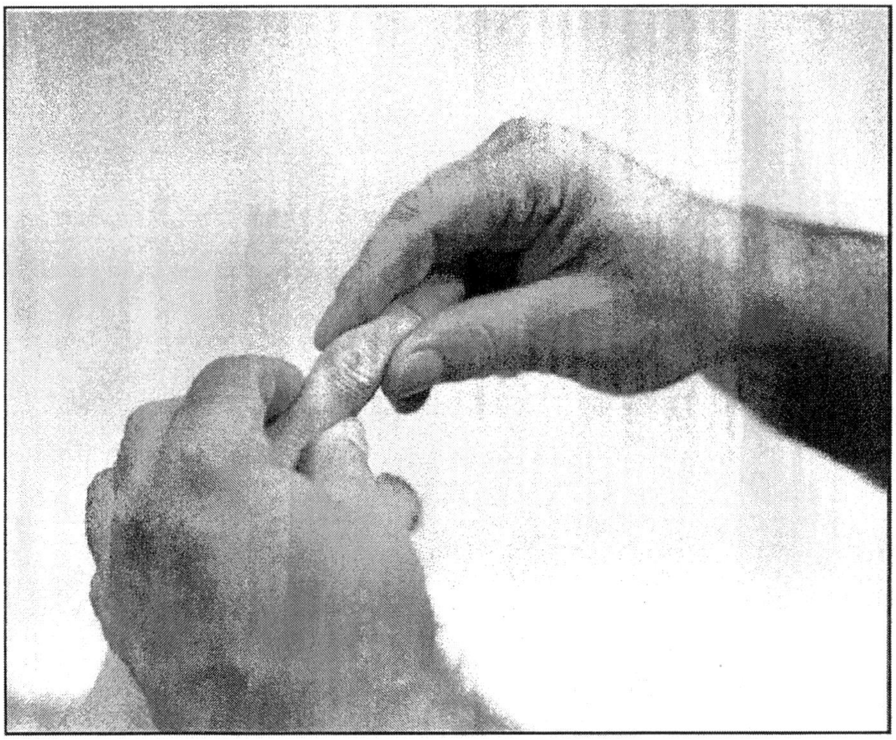

Traitement des doigts

## 2. TRAITEMENT D'UN OU DES DEUX MEMBRES SUPERIEURS – PATIENT EN SUPINATION – TECHNIQUE DIRECTE DE DEMELAGE

L'opérateur se tient à côté du patient, saisissant d'un côté puis de l'autre l'avant-bras du patient placé le long du corps. On évalue le côté en restriction par un test de traction légère d'une épaule après l'autre, ou par observation visuelle ou tout autre moyen à la convenance de l'opérateur. Dans le test de traction sur les avant-bras, le côté en restriction va provoquer un mouvement d'inclinaison du cou et de la tête plus précoce que de l'autre côté. Ceci est du à une augmentation de la tension myofasciale. On peut traiter un seul membre ou bien les deux simultanément.

Pour le **traitement unilatéral**, on saisit d'une main le coude du patient à sa partie postérieure, paume vers le haut. On place le pouce approximativement au niveau de la tête radiale, en légère pronation. L'autre main saisit le poignet et l'entraîne en pronation, dans toute son amplitude, tout en appliquant une légère tension sur les tissus par une traction entre les deux mains. La position ou le point de restriction maximale doit être déterminé en ajustant légèrement l'angulation en flexion/extension, abduction/adduction pour déterminer le point où l'on commence le traitement. L'opérateur peut modifier sa position pour mieux focaliser le point d'entrée. Il peut se placer de l'autre côté ou à la tête de la table et amener les bras en flexion complète. En traitant le membre supérieur de cette manière on obtient fréquemment un démêlage très important avec une restauration de l'amplitude des mouvements possibles. On maintient le membre en direction des barrières jusqu'à ce que produise le démêlage. L'opérateur peut alors se déplacer avec le bras du patient pour suivre de près le relâchement inhérent jusqu'à ce qu'il s'arrête. Après le traitement, le membre doit être réévalué et comparé à l'autre, comme au début.

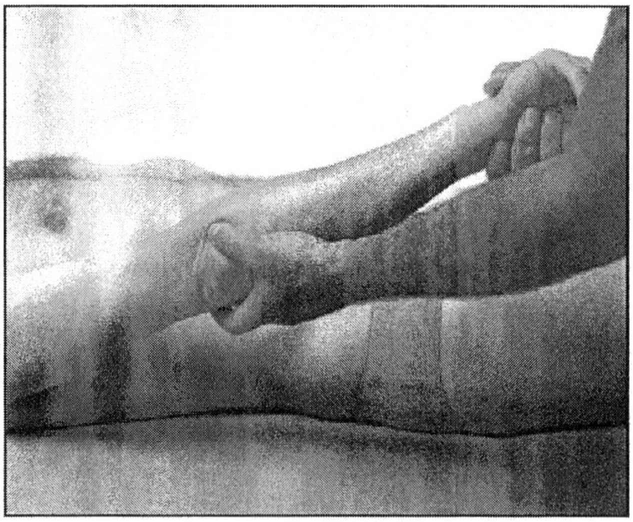

Traitement d'une extrémité supérieure

Le **traitement bilatéral** implique le traitement des deux membres ensemble, en les plaçant chacun dans une position de restriction relative (relative car on doit saisir les deux membres en même temps sans les relâcher). Cette technique s'utilise souvent l'opérateur à la tête du patient, les deux bras en flexion complète au-dessus de la tête. L'opérateur se déplace d'un côté à l'autre pour déterminer la restriction myofasciale du membre supérieur par l'intermédiaire de son insertion au rachis thoracique supérieur et à la cage thoracique. Ce traitement bilatéral implique souvent un étirement direct, avec un démêlage minime. Il peut cependant se produire un démêlage important et l'opérateur doit se préparer à suivre un tel démêlage. (L'opérateur saisit les avant-bras et les poignets en prenant garde de ne pas occasionner de gêne par cette prise.)

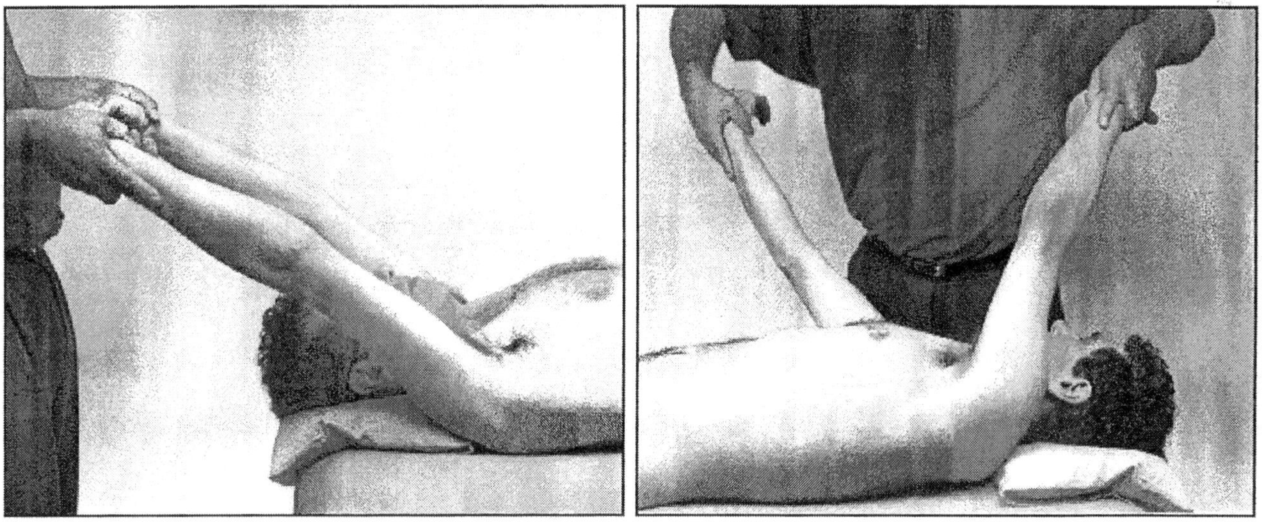

Traitement bilatéral des extrémités supérieures

# Notes

# TRAITEMENT MYOFASCIAL DU RACHIS CERVICAL

### 1. TORSION CERVICO-THORACIQUE – PATIENT EN DECUBITUS -TECHNIQUE DIRECTE D'ETIREMENT

L'opérateur se tient à la tête de la table les mains sur le cou du patient. On évalue la tension myofasciale des tissus dans les régions cervico-thoracique et cervicale, en arrière, latéralement et en avant.

Pour le **traitement**, l'opérateur place son genou derrière le cou du patient tout en lui soulevant la tête, avec une prise au niveau de la moitié supérieure du rachis cervical. On peut utiliser l'une ou l'autre main. A partir de ce contact supérieur on exerce une traction modérée en flexion tandis que l'autre main se place au contact du rachis thoracique supérieur pour imprimer une traction dans le sens opposé. On introduit alors une torsion entre les deux mains, en tournant la tête soit vers la droite soit vers la gauche, en direction de la barrière. On engage la barrière et on maintient la position en exerçant une traction de modérée à extrême jusqu'à la sensation de fonte et de relâchement myofascial qui se produit entre les deux mains. Ce relâchement met en jeu un étirement visco-élastique avec un démêlage minime en raison du positionnement des mains. Après le traitement, les tissus sont réévalués comme il a été décrit plus haut.

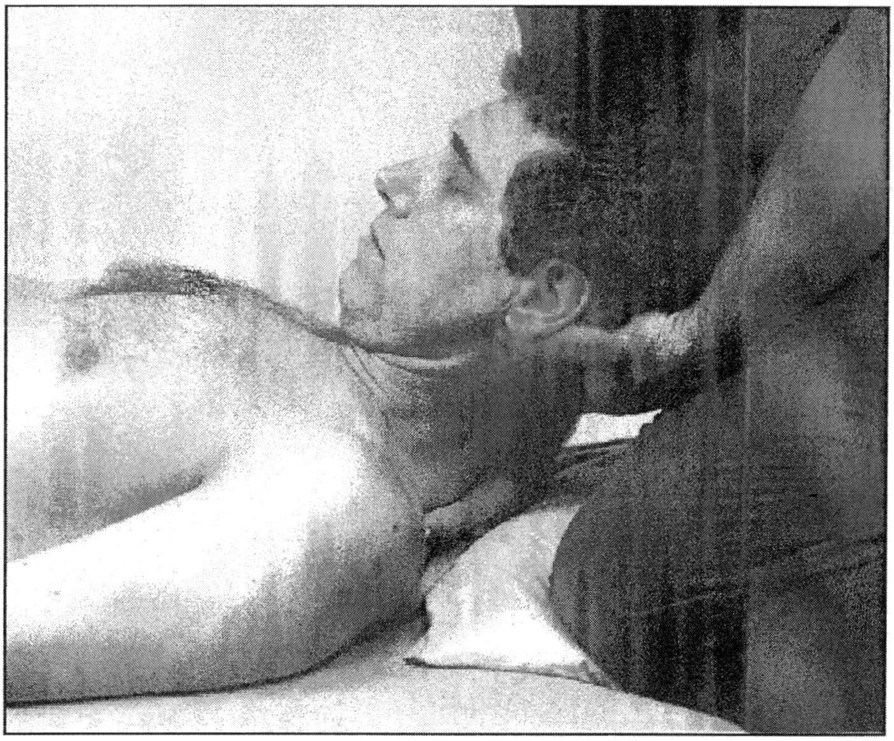

Traitement cervico-thoracique en décubitus
Contact au niveau de la tête

## 2. TRAITEMENT DE LA PARTIE LATERALE DU RACHIS CERVICAL PATIENT EN DECUBITUS

### TECHNIQUE INDIRECTE DE DEMELAGE

L'opérateur est assis à la tête du patient les mains de part et d'autre du rachis cervical recouvrant le corps musculaire du SCM et des scalènes. On apprécie la tension par une légère compression et en initiant un mouvement comportant la flexion, l'extension, la rotation, la latéroflexion, la compression, la distraction ainsi que la translation latérale et antéro-postérieure. Ces forces ne s'exercent que sur les tissus mous avec seulement une amorce de mouvement au niveau des facettes.

Pour le **traitement**, on combine toutes les directions d'aise après quoi se produit un démêlage indirect jusqu'à ce que la tension myofasciale disparaisse et que le relâchement s'arrête. Une fois le traitement terminé, on réévalue les tissus et on teste la mobilité pour rechercher un meilleur équilibre.

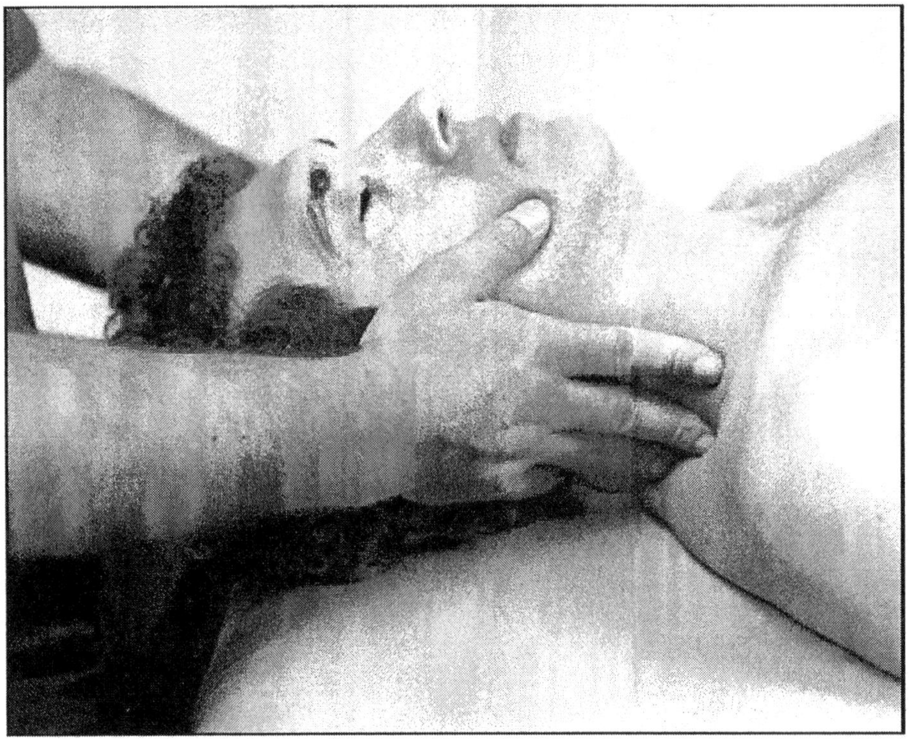

Traitement cervical latéral

### 3. JONCTION CERVICO-THORACIQUE – PATIENT ASSIS – TECHNIQUE INDIRECTE

Cette technique est semblable à la technique de la cage thoracique supérieure en décubitus par démêlage direct. La position des mains sur la cage thoracique est la même, les doigts en avant au-dessus des clavicules, les pouces en arrière derrière les transverses de T2.

On évalue les tensions par un testing de la mobilité, en latéroflexion, rotation, flexion, extension avec la possibilité d'utiliser des leviers supplémentaires, tête en flexion ou en extension, bras vers le haut ou le bas selon ce qui procure le plus d'aise aux tissus. (Souvent, dans les suites d'accidents de voiture, il est utile de demander au patient d'adopter la position de conduite, les mains posées sur un volant imaginaire, en permettant à son corps de se déplacer de la manière qui reproduise le traumatisme.)

Dans le **traitement**, la reproduction de ce traumatisme favorise le relâchement myofascial inhérent qu'on doit suivre et qui peut comporter un large secteur de mobilité lors du relâchement. A la fin du démêlage, on réévalue le patient pour voir si la mobilité de l'orifice supérieur s'est améliorée.

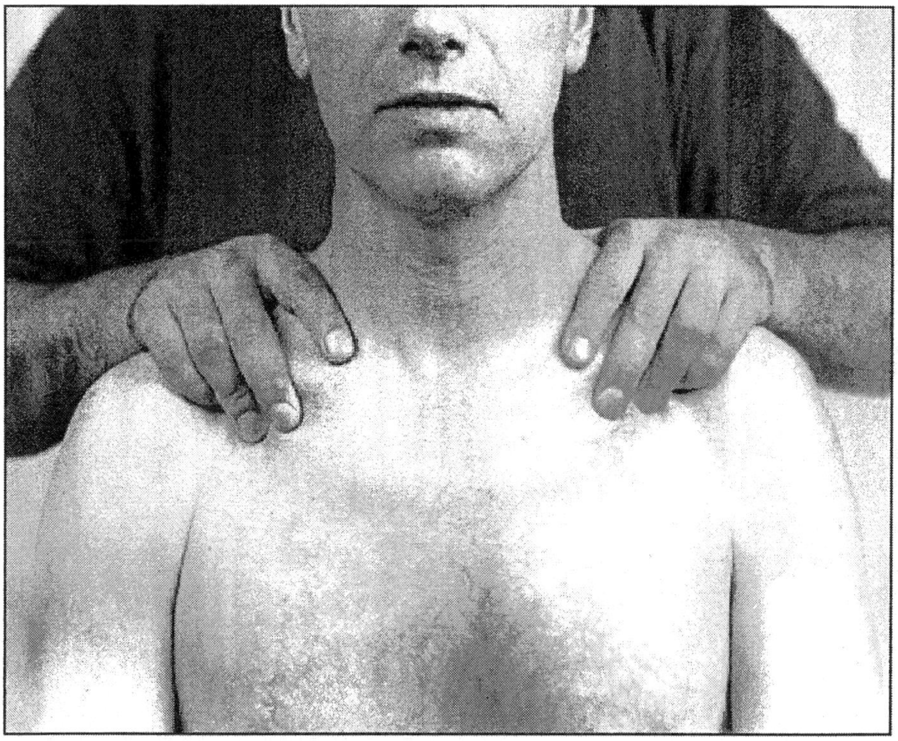

Traitement cervico-thoracique assis

# Notes

# TRAITEMENT MYOFASCIAL DU RACHIS LOMBO-SACRE ET DU PELVIS

## 1. RACHIS LOMBO-SACRE – PATIENT EN PROCUBITUS – TECHNIQUE DE DEMELAGE DIRECTE – TECHNIQUE DIRECTE DE POMPAGE – TECHNIQUE DIRECTE D'ETIREMENT

**Evaluation**. Le patient est en procubitus. L'opérateur est debout, sur le côté, face vers les pieds, la main céphalique à la partie moyenne du rachis lombaire, l'autre, au contact du sacrum, le talon de la main au niveau de la base du sacrum, les doigts orientés en bas vers la pointe du sacrum. L'autre main orientée de la même manière, on exerce une traction entre les deux mains pour évaluer la mobilité lombo-sacrée.

Le **traitement** est en fait une extension de la manœuvre d'évaluation, la traction étant maintenue selon un vecteur arciforme, en assimilant le contact sacré à celui d'une sphère, la force s'exerçant sur le dessus et la périphérie de la sphère représentée par la courbure sacrée. Cette traction doit être maintenue pour que le démêlage se produise, les composantes lombo-sacrées pouvant se mettre en rotation dans des directions opposées avec également un couplage des latéroflexions. On suit le relâchement jusqu'à un point immobile où l'on réévalue la mobilité lombo-sacrée.

On peut utiliser une technique de **pompage direct** où la main se positionne de la même façon sur le sacrum, l'autre main se plaçant perpendiculairement sur la main sacrée, les deux mains formant une croix. On réalise un pompage direct en s'appuyant sur l'apex de manière lente et rythmique, ce qui entraîne une bascule postérieure de la base sacrée. On engage la barrière à chaque pompage, on relâche doucement puis on reprend le contact en répétant la manœuvre jusqu'à disparition de la tension myofasciale au niveau de la région lombo-sacrée.

Les mains dans la même position, on peut réaliser un **étirement direct** par un léger déplacement du point central au niveau du talon de la main, en poussant la base sacrée en avant et en bas et en maintenant la position pour obtenir un relâchement myofascial direct.

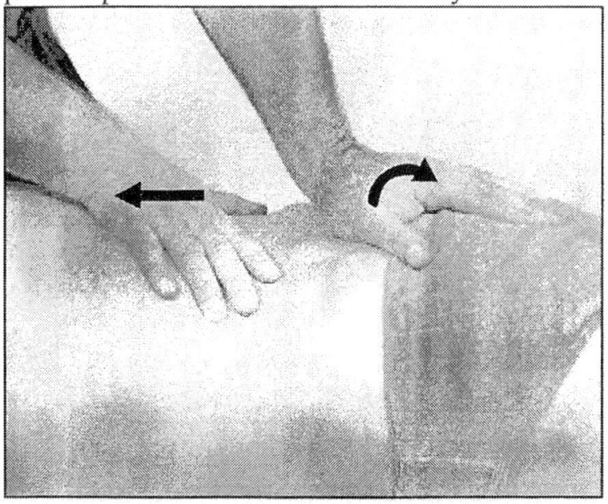

Colonne lombo-sacrée en procubitus
Evaluation et traitement

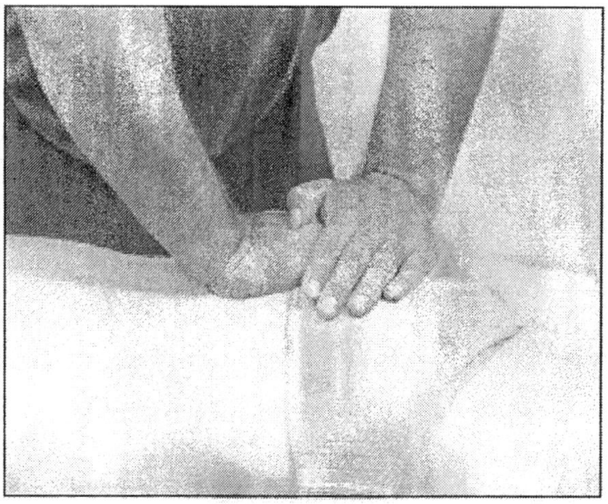

Sacrum en procubitus
Evaluation et traitement

## 2. PELVIS

### *a) PATIENT EN PROCUBITUS – TECHNIQUE DIRECTE D'ETIREMENT– TECHNIQUE DIRECTE DE POMPAGE – TECHNIQUE INDIRECTE DE DEMELAGE*

L'opérateur se tient sur le côté, face à la tête. Le contact pelvien se fait en plaçant les pouces en dedans des EIPS, les éminences thénar de part et d'autre des angles latéraux du sacrum, la majeure partie de la main sur la région fessière et les doigts retombant sur les côtés vers les hanches et les crêtes iliaques. Dans cette position, on peut évaluer les muscles pelviens et les ligaments par une compression alternée en direction de la table, de droite à gauche, en latéroflexion et en translation latérale, pour déterminer la direction de la limitation.

Le **traitement** peut se faire en engageant les barrières, en maintenant l'ensemble de la mécanique pelvienne en direction de ces barrières, en trois dimensions, en gardant la position jusqu'à la perception d'un démêlage et, quand cela se produit, en suivant les tissus jusqu'au repos. On peut appliquer une certaine traction latérale pour mieux stimuler ce relâchement, comme pour la technique de la jonction thoraco-lombaire, en procubitus. On réévalue les tissus après le traitement.

On peut appliquer la même position pour la **technique de pompage**, en maintenant le côté relâché en compression en direction de la table et en exerçant un pompage sur le côté en tension par compression douce et rythmique vers l'avant. On peut y ajouter un vecteur vers le haut ou vers le bas, quelle que soit la direction de la limitation. On exerce ce mouvement de pompage jusqu'à le perception du relâchement myofascial. On reteste après traitement.

On peut aussi utiliser une **technique indirecte de démêlage,** par contact en trois points. La caractéristique principale de cette technique est la position des pouces de part et d'autre, sur les ligaments sacro-tubérositaires, des index dans les gouttières sacrées et des médius, latéralement dans la masse des fessiers. On peut évaluer le mouvement entre les deux côtés en introduisant une composante de cisaillement céphalo-caudal et de rotation antéro-postérieure. On commence ensuite le traitement en positionnant dans la direction d'aise pour permettre le démêlage des tissus. La réévaluation est indispensable.

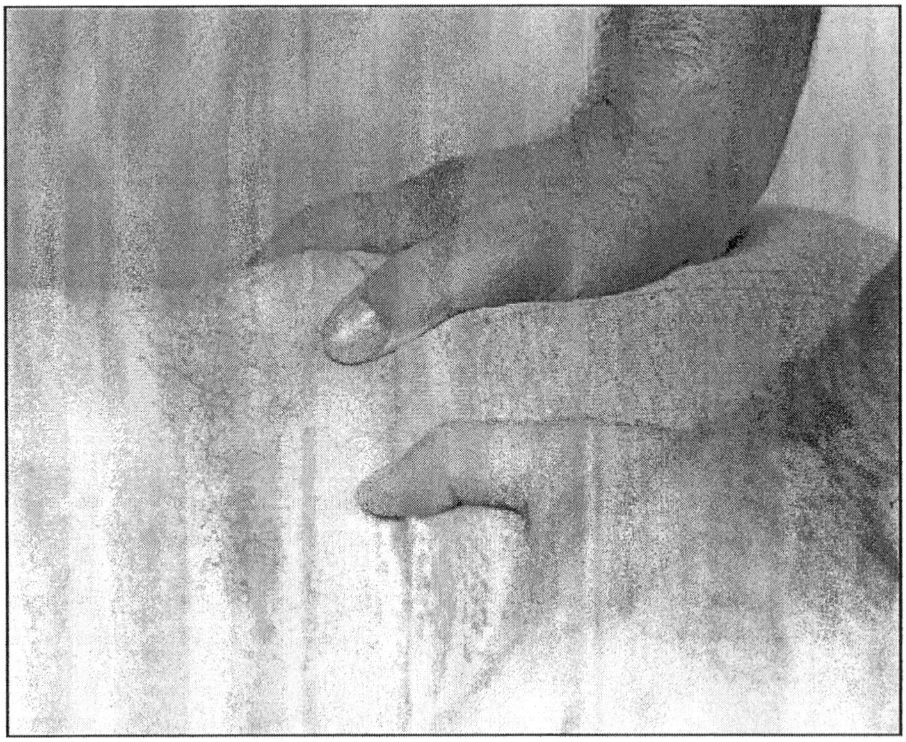

Evaluation du pelvis en procubitus

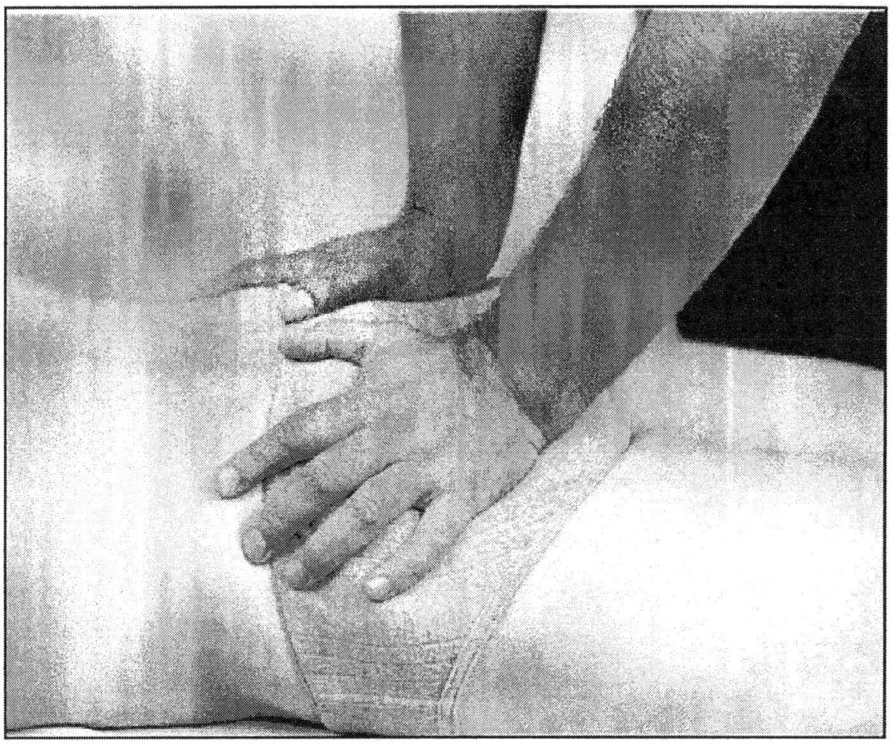

Traitement du pelvis en procubitus

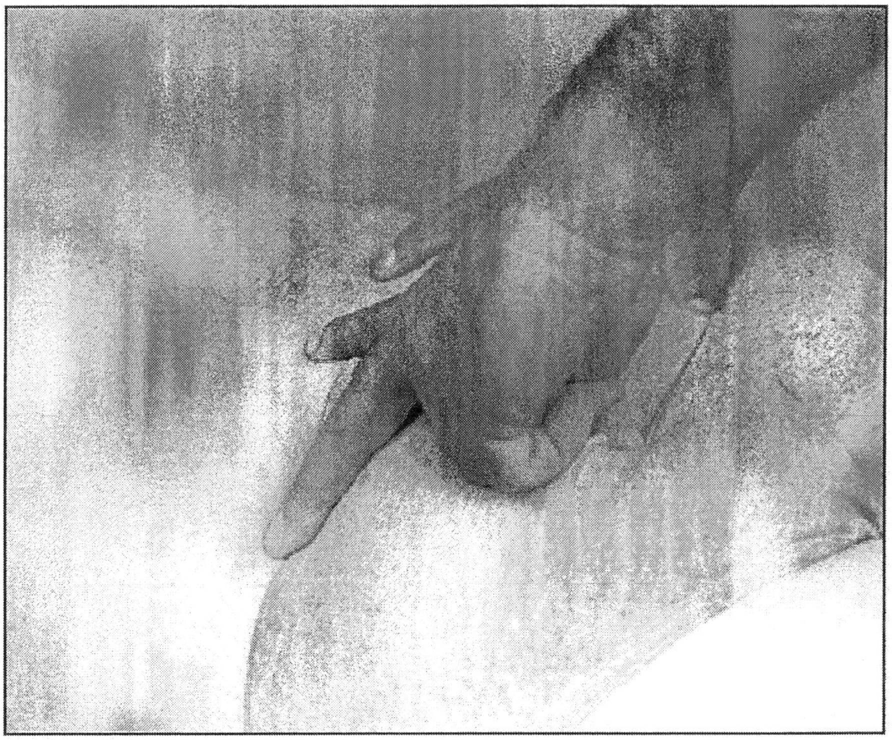

Traitement du pelvis en procubitus - contact des 3 points

*b) PATIENT EN DECUBITUS – TECHNIQUE DIRECTE D'ETIREMENT– TECHNIQUE DIRECTE DE POMPAGE*

La position des mains sur les EIAS est la même que sur les EIPS, les pouces en dedans du repère, le reste de la main reposant en dessous, sur la région inguinale et les muscles pelviens profonds dont le psoas. On évalue la symétrie dans les trois dimensions, en rotation, en latéroflexion, en translation et en rotation de l'hémi-pelvis vers l'avant et l'arrière, en direction des barrières respectives.

Pour le **traitement**, on maintient les barrières en exagérant légèrement la traction latérale pour stimuler le relâchement myofascial. On peut également utiliser une technique de pompage, en maintenant les tissus du côté relâché et on pompant les tissus du côté en tension en direction de la barrière, comme on l'a décrit précédemment. Après traitement on réévalue la symétrie des tissus.

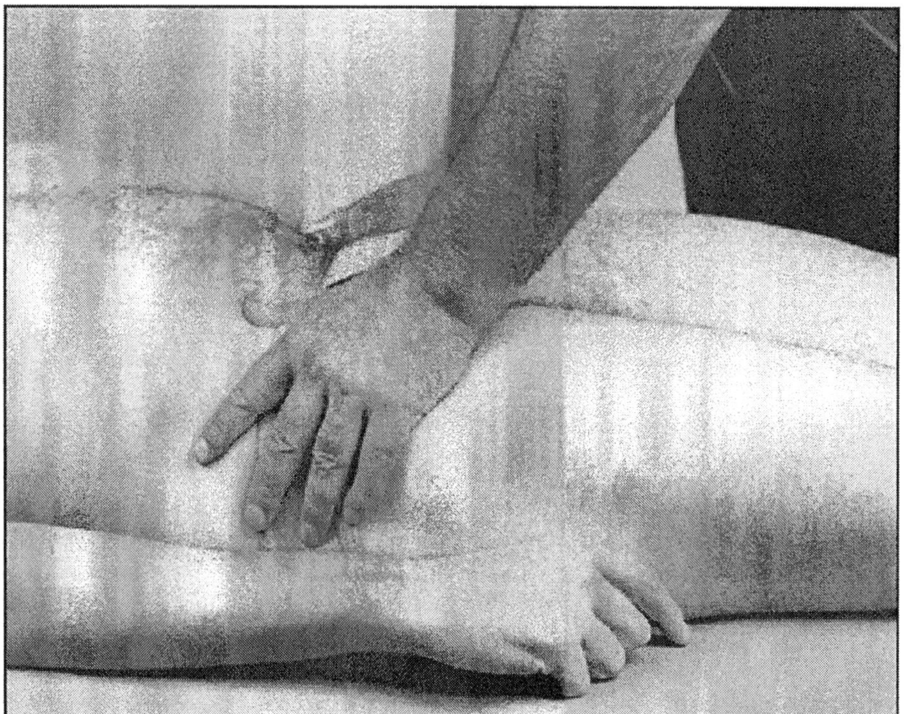

Traitement du pelvis en décubitus

### 3. PUBIS - PATIENT EN DECUBITUS – TECHNIQUE D'ETIREMENT DIRECTE

L'opérateur se tient sur le côté regardant la tête du patient, les mains au contact de la symphyse. En arrière de la symphyse se trouvent des insertions ligamentaires et tendineuses d'origine inguinale et abdominale. On évalue la tension juste en arrière de la symphyse et vers le bas.

Le **traitement** consiste à accentuer lentement l'étirement en demandant au patient de respirer profondément; à chaque expiration on augmente la tension jusqu'à disparition de la limitation du fascia. On réévalue après traitement.

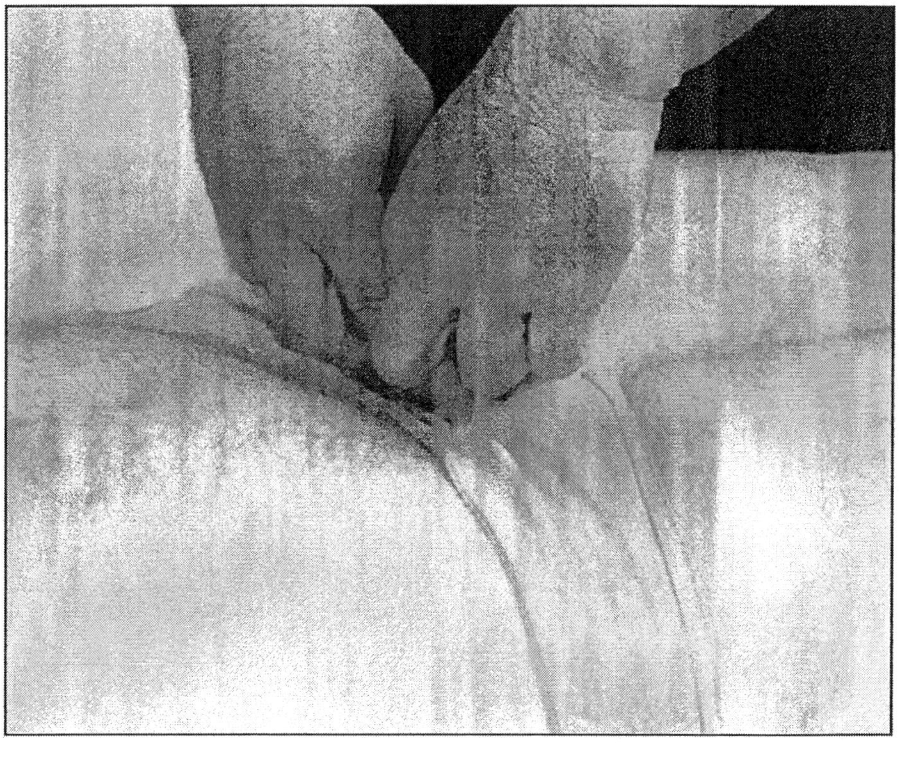

Traitement du pelvis en décubitus
Approche pubienne

# Notes

## STABILISATION VENTRALE DU SACRUM

### 1. RELACHEMENT SACRO-ABDOMINAL – PATIENT EN DECUBITUS – TECHNIQUE INDIRECTE

**Evaluation.** L'opérateur est assis à côté du patient, une main sous le pelvis, sur le sacrum, comme pour une technique de décompression lombo-sacrée. L'autre main localise les zones de restriction abdominales, déterminées par des secteurs de dureté, de sensibilité etc. Les zones particulièrement intéressantes sont les zones où existent des vestiges de la circulation fœtale en particulier l'ouraque et l'ombilic. Ce sont des zones où les contraintes myofasciales sont souvent les plus importantes. L'ouraque est situé sur la ligne médiane entre l'ombilic et le pubis. La main palpatoire et l'abdomen doivent se rejoindre en un bloc sur une zone de restriction et progresser lentement vers le bas dans les tissus de l'abdomen jusqu'à un point de restriction maximale. De là, on imprime aux tissus une torsion et une latéroflexion et on les mobilise de manière à réduire ce point de tension, en créant une zone d'aise au point de contact. On peut aussi utiliser des mouvements de la main postérieure pour réduire cette tension en amenant le sacrum en flexion/extension, latéroflexion et rotation de manière à provoquer une impression de relaxation de la zone de tension.

Le **traitement** commence une fois cette tension réduite et il se produit un démêlage au niveau de la main abdominale ainsi qu'au niveau du sacrum. Puis ce démêlage s'arrête et on réévalue alors la tension abdominale. De la même manière, on peut réaliser ce traitement autour de l'ombilic ou au-dessus du pubis, selon l'endroit où se situe le point de tension maximale et, en outre, au contact des viscères au sein de la cavité abdominale. S'il existe un point de tension palpable, on peut aussi le manipuler à partir du sacrum pour réduire la tension et permettre un relâchement inhérent.

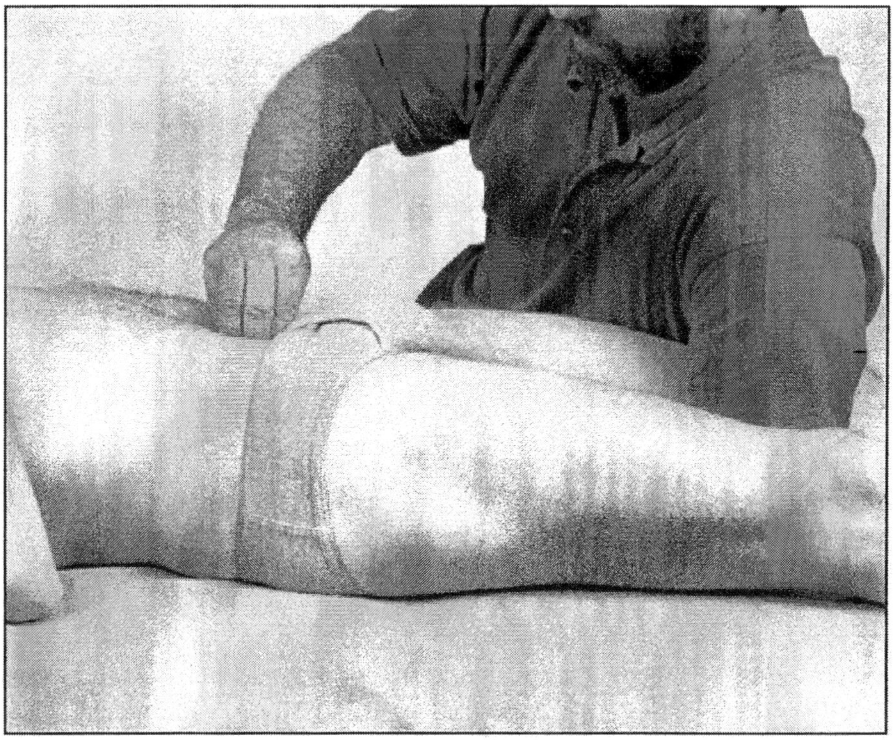

Traitement sacro-abdominal en décubitus

### 2. RELACHEMENT SACRO-STERNAL – PATIENT EN DECUBITUS – TECHNIQUE DIRECTE DE DEMELAGE

La prise de contact au niveau du sacrum est la même que précédemment, l'autre main se plaçant à la partie inférieure de la cage thoracique sur la ligne médiane. On peut évaluer l'ensemble de la cage thoracique par compression, translation droite/gauche, supérieure/ inférieure, rotation et, dans une certaine mesure, latéroflexion pour évaluer la souplesse ou la restriction des tissus myofasciaux. On doit déterminer un point de restriction maximale en direction de la barrière puis on mobilise la cage thoracique et le sacrum vers une position qui accroît cette sensation de tension.

Le **traitement** par relâchement myofascial s'ensuit avec un démêlage comme dans la technique précédente. On peut faire des mouvements de pompage doux du sacrum en direction de la barrière comme cela est décrit dans les autres techniques. Cela accentue le relâchement. On réévalue la souplesse sternale à la fin du traitement.

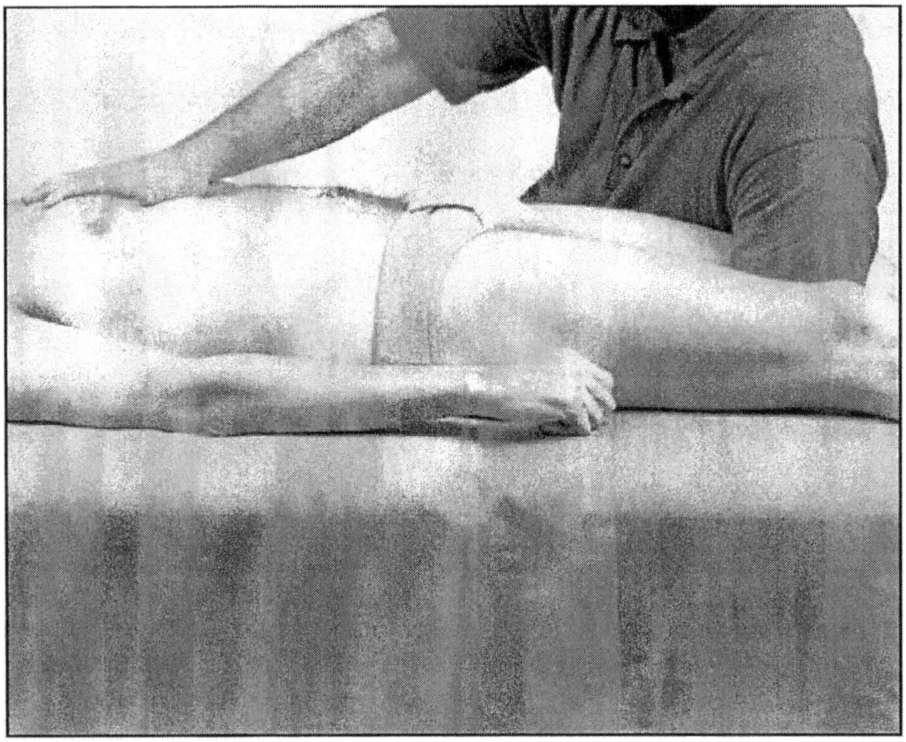

Traitement sacro-sternal en décubitus

# TECHNIQUES A OPERATEURS MULTIPLES

### 1. TECHNIQUE A DEUX OPERATEURS, L'UN AU SACRUM, L'AUTRE UTILISANT LES DEUX MEMBRES SUPERIEURS - PATIENT EN DECUBITUS - TECHNIQUE DE DEMELAGE DIRECTE

Un des opérateurs est assis et pose sa main sous le sacrum, comme dans les exercices précédents. L'autre est debout à la tête du patient, saisissant les avant-bras du patient en position de flexion/abduction complète. L'évaluation consiste pour chacun des opérateurs à sentir la tension dans sa zone et la tension créée par l'autre lorsqu'il exerce une traction au niveau de sa zone. Chaque opérateur doit évaluer la mobilité de la zone en latéroflexion, rotation, extension, flexion, translation etc. comme pour les pechniques précédentes. Chaque opérateur doit trouver dans son champ palpatoire un point de restriction maximale et maintenir la barrière jusqu'à la perception d'un démêlage. Chacun traite en suivant le démêlage jusqu'à ce qu'il cesse puis réévalue indépendamment la mobilité.

### 2. TECHNIQUE A DEUX OPERATEURS, L'UN A LA PARTIE SUPERIEURE DU THORAX, L'AUTRE AUX DEUX MEMBRES INFERIEURS - PATIENT EN DECUBITUS - TECHNIQUE DE DEMELAGE DIRECTE

Un des opérateurs est assis à la tête de la table les deux mains de part et d'autre de la colonne thoracique du patient sur la cage thoracique. L'autre se tient aux pieds du patient et saisit les deux membres inférieurs au nieau des insertions des tendons d'Achille. Chaque opérateur doit évaluer indépendamment la mobilité à son niveau et demander à son partenaire d'exercer une légère traction pour juger des modifications qui se produisent quand cette tension s'applique au niveau myofascial. Pour le traitement, les deux opérateurs cherchent le point de restriction maximale par les mouvements appariés précédemment décrits y compris en traction ry compression. Il doit s'ensuivre un démêlage de l'ensemble du corps puis on réévalue après le traitemant.

### 3. TECHNIQUE A QUATRE OPERATEURS - PATIENT EN DECUBITUS - TECHNIQUE INDIRECTE

Dans cette technique, il est indispensable que le patient se relâche complètement pour que les mouvements stimulent une réponse sensitivo-motrice profonde dans le système moteur du cortex et du cervelet. Cette technique va stimuler le démêlage de mouvements de coordination qui remontent loin dans l'enfance. Le système nerveux autonome va également répondre à ce démêlage par des mécanismes centraux et médullaires associés à une programmation sensitivo-motrice. Dans la progression de ce démêlage il est important de suivre chaque élément jusqu'à son "point immobile" puis d'attendre pour si un mouvement supplémentaire de démêlage se produit avant de terminer le traitement. Les patients vont ressentir un profond relâchement de différents systèmes de contrôle neuro-physiologique et doivent prendre un certain temps pour se concentrer sur les modifications qui se produisent (par exemple sur la respiration, la fréquence cardiaque, le tonus musculaire, la couleur de la peau, la mimique).

Chaque opérateur maintien l'un des 4 points de contact : la tête et les membres supérieurs individuellement, les membres inférieurs simultanément. Chacun doit trouver sa propre direction d'aise par rapport à la latéroflexion, larotation, la flexion, l'extension puis il ajoute la traction pour activer le processus de démêlage. Chacun doit suivre le démêlage lent et progressif, en prenant garde d'éviter l'autre opérateur dans ce processus de démêlage total du corps. Le patient peut bouger sur la table, passer de la position sur le dos à la position sur le ventre décubitus et même tomber de la table dans cette technique. Les opérateurs doivent bien soutenir le patient surtout la tête, pour que le patient soit parfaitment détendu tout au long de la procédure.

## Notes

LES COLLECTIONS DE LA SFIMMS
EN MEDECINE NEUROMUSCULO-SQUELETTIQUE

# APPROCHE MYOFASCIALE ET FASCIO-LIGAMENTAIRE

## EN MEDECINE MANIPULATIVE OSTEOPATHIQUE

## Niveau II

# *BUTS - NIVEAU 2*

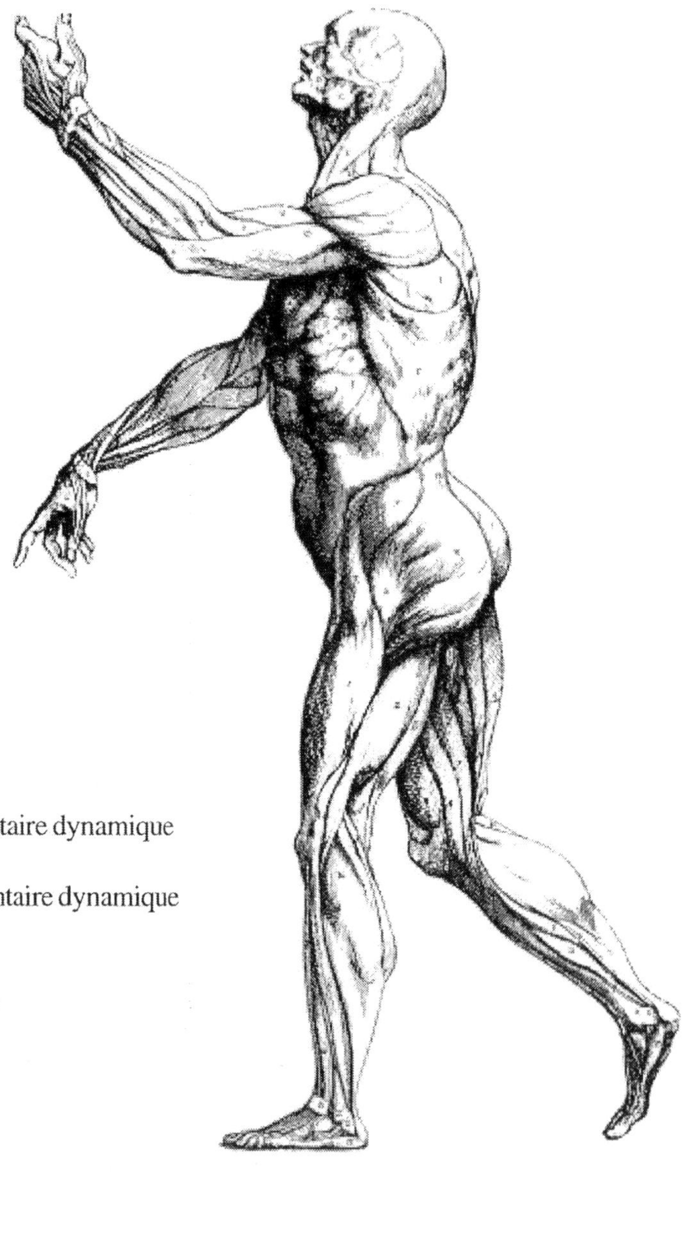

Revoir les notions de Myofascial Release I, comprenant l'approche diagnostique, l'examen de débrouillage et la thérapeutique.

Présenter les manoeuvres de facilitation du relâchement

Apprendre et appliquer les manoeuvres de facilitation

Présenter le concept de point d'appui pour faciliter le touché diagnostic et l'énergie thérapeutique

Appliquer le ocncept de point d'appui au traitment du patient dan son ensemble.

Explorer les aspects de la continuité crânio-fasciale dans l'enveloppe centrale et dans les gaines durales qui s'y rapportent

Présenter le concept de relâchement fascio-ligamentaire dynamique

Appliquer le concept de relâchement fascio-ligamentaire dynamique aux membres supérieurs et inférieurs

Apprendre et pratiquer les techniques myofasciales de William Sutherland, DO

## CONCEPT DE MYOFASCIAL RELEASE

Le relâchement myofascial et fascio-ligamentaire est une approche manipulative qui concerne la fonction/ dysfonction à mobilité tri-dimensionnelle des composants actifs (propriétés neuro-réflexes du système neuromusculaire) et passifs (propriétés viscoélastiques du tissu conjonctif) du système musculo-squelettique.

On évalue l'équilibre relatif (tension et relâchement) des couches tri-dimensionnelles du tissu myofascial, de la droite par rapport à la gauche, de l'avant par rapport à l'arrière et du haut par rapport au bas.

Le traitement par relâchement myofascial et fascio-ligamentaire utilise des techniques directes d'étirement et de pompage et des techniques de démêlage directes et indirectes pour réaliser les modifications neuro-réflexes et viscoélastiques sous-jacentes et distantes du point de contact. La perception tridimensionnelle des relations anatomiques est essentielle.

La compétence thérapeutique nécessite l'évaluation des tissus myofasciaux superficiels et profonds en ce qui concerne leur équilibre fonctionnel c'est à dire leur état de tension et de relâchement et la perception des modifications viscoélastiques et neuro-réflexes c'est à dire leur état de creep ou d'hystérésis, sous l'effet d'une mise en charge manuelle.

## EVALUATION DU PATIENT

La posture optimale s'exprime par une symétrie fonctionnelle et structurelle des activités statiques et dynamiques. Une coordination correcte de tous les éléments musculo-squelettiques nécessite proprioception, souplesse, réflexes segmentaires et équilibre musculaire. La tension myofasciale a une influence sur toutes les fonctions avec pour conséquence un déséquilibre relatif, une raideur une immobilité et une facilitation neurologique. Les techniques d'évaluation myofasciale évaluent les réponses mobiles au début du mouvement et tout au long du secteur de mobilité. On compare la souplesse tri-dimensionnelle relative à droite et à gauche en notant d'abord le côté où se manifeste la résistance.

**Examen myofascial de dépistage en 10 points**

On compare les données en recherchant une augmentation de la résistance ou une diminution de la souplesse de la droite par rapport à la gauche.

1. Test de traction
2. Test d'inversion de la cheville
3. Bascule du pelvis
4. Translation de la cage thoracique
5. Compression de la cage thoracique
6. Pronation de l'avant-bras
7. Traction-abduction de l'épaule
8. Bascule du thorax
9. Compression cervicale latérale
10. Traction occipitale

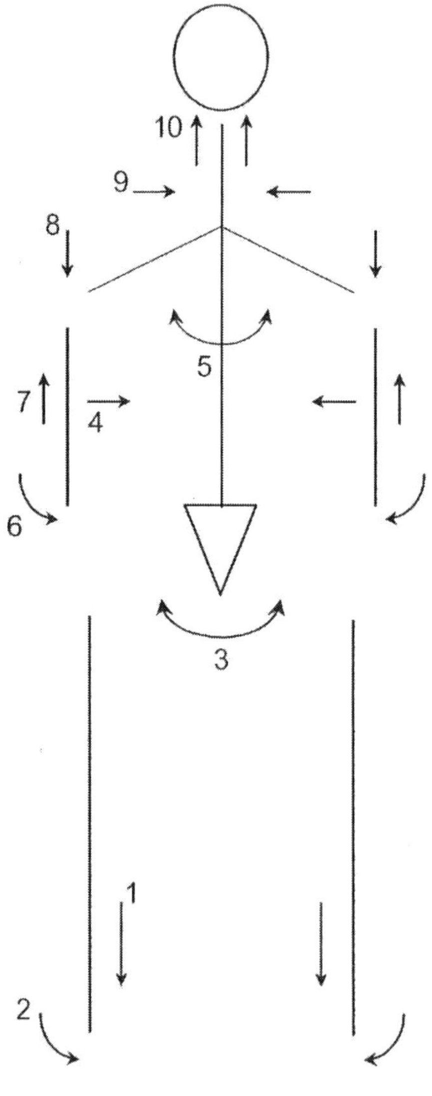

# PRINCIPES DE TRAITEMENT

## A) LE CONCEPT EBR : EQUILIBRE, BARRIERE, RELACHEMENT

1. Tous les tissus de l'organisme sont dans un état d'équilibre au début et à la fin de toute procédure de médecine manuelle ; cependant, ils peuvent être maladaptés. Les procédures détruisent délibérément cet équilibre pour atteindre un état fonctionnel plus adapté.

2. Les barrières tissulaires, obstacles à la liberté biomécanique de mouvement, sont évaluées lors de la mise en oeuvre des techniques de médecine manuelle et se traite selon une approche directe ou indirecte. En conséquence, la barrière ou la raideur sont supprimées ou leur influence considérablement réduite.

3. A la fin d'une technique de MFR ou FLR les barrières sont libérées et il en résulte une sensation plus marquée d'équilibre tissulaire et de mouvement inhérent. Cette libération se produit à des intervalles de temps variables, en moyenne au bout de 15 à 30 secondes et est ressentis soit comme une « fonte » de la tension tissulaire ou un relâchement de la raideur/restriction myofasciale. Ces relâchements peuvent être lents et mesurés ou rapides et oscillants selon les tissus et les zones du corps traités.

4. Il est vrai que de nombreuses séquences de EBR doivent être faites avant d'obtenir l'équilibre myofascial à un niveau qui s'associe avec une amélioration clinique de la plainte majeure du patient. Ceci peut nécessiter de répéter les séances.

## B) POINT D'ENTREE AVEC TENSION, TRACTION ET TORSION (POET3)

1. Entrer en contact avec une zone de restriction tri-dimensionnelle maximale constitue un **point d'entrée** par lequel peut commencer le traitement par MFR ou FLR.
2. On débute la séquence de MFR ou FLR en récupérant le jeu par mise en tension puis en introduisant une traction et une torsion soit directe soit indirecte.
3. Les techniques peuvent se baser sur un étirement direct le long des plans curvilignes de tension myofasciale (c'est là où intervient la torsion) ou sur des techniques de pompage où le côté relâché est comprimé vers la barrière et le côté tendu est doucement pompé avec une force compressive rythmique lente. Les techniques de démêlage utilisent des forces tri-dimensionelles, associant des forces directes ou indirectes pour provoquer un relâchement ou un démêlage tissulaire durable. Ce démêlage doit être suivi jusqu'à ce qu'il atteigne un point de repos après quoi les tissus devront être réévalués à la recherche d'une symétrie tri-dimensionnelle. Si l'asymétrie persiste, on doit répéter la technique jusqu'à amélioration de l'équilibre tissulaire.

## C) RELACHEMENT PROXIMAL ET DISTAL

Il est important que l'opérateur reste concentré et relâché pour accroître la capacité à percevoir et à suivre les modifications dans le tissu myofascial. Ceci nécessite une certaine réceptivité et un sens palpatoire grâce auquel on suit les relâchements inhérents qui se produisent sous les mains. Ceci est différent de « pousser les tissus » dans la direction dans laquelle ils devraient être ou devraient aller. Tout MFR ou FLR implique les tissus au niveau proximal et distal qui font relâcher une technique manuelle unique et potentiellement de grande portée. La sensation de la restriction tissulaire et des relâchements le long des plans myofasciaux jusqu'aux régions distales du corps peuvent se développer en visualisant l'ensemble de l'anatomie du corps et en projetant la sensibilité palpatoire.

# MANŒUVRES D'AMELIORATION DU RELACHEMENT POUR MYOFASCIAL ET RELACHEMENT NEURO MUSCULAIRE INTEGRE

## BASÉES SUR DES APPROCHES OSTÉOPATHIQUES DÉVELOPPÉES PAR ROBERT C. WARD, D.O.

Les techniques myofasciales se concentrent sur un point d'entrée (POET3), en utilisant la tension, la traction et la torsion. Dans ce processus, on engage des mécanismes actifs et passifs. On note souvent des réponses mécaniques distales et réflexes qui sont rattachées aux aspects intégratifs plus larges des fonctions sensitive, motrice, autonomique, supra-médullaire et viscérale. Pour faciliter ces réponses, on demande au patient un comportement moteur qui engage davantage les mécanismes actifs et passifs (c'est à dire une diminution ou une augmentation des tensions palpatoires perçues par l'opérateur). De telles manœuvres d'amélioration du relâchement (REM – release enhancing maneuvers) peuvent comporter une simple rotation de la tête, extension d'un bras, coopération respiratoire, mouvements oculaires et même un recouvrement de la mémoire.

TP : soit une zone de tension maximale et de restriction de mobilité mise en évidence lors de l'examen général. En concentrant ses deux mains sur ce point d'entrée, on applique une tension, une traction et une torsion locale en demandant simultanément au patient des manœuvres d'amélioration. Ces REM doivent être extrapolées à partir d'autres constatations importantes notées lors de l'examen général (c'est à dire, abduction de l'épaule, pronation de l'avant-bras, rotation et/ou latéroflexion de la tête, latéroflexion de la cage thoracique, flexion/extension de la hanche, inversion/éversion ou dorsi-flexion planti-flexion de la cheville). On peut introduire de multiples REM et noter de multiples réponses au niveau du point de contact local. Les réponses peuvent accentuer ou équilibrer les tensions palpées localement par l'opérateur, dans tous les cas les forces appliquées peuvent être directes ou indirectes.

## FACILITATION PAR LES NERFS CRANIENS ET LA PROPRIOCEPTION

Un sous-ensemble de techniques d'amélioration du relâchement se concentrent sur la facilitation par les nerfs crâniens et le relâchement myofascial et neuro-musculaire intégré. Les liens sensitivo-moteurs sont contrôlés par cinq centres : la moelle, le tronc cérébral, le cortex, le cervelet et les ganglions de base. La continuité anatomique et fonctionnelle du fonctionnement des nerfs crâniens est évidente comme la compensation visuelle dans les déficits proprioceptifs. On peut aussi observer ces liens dans la stimulation visuelle et auditive des réponses réflexes motrices comme les lumières violentes et les bruits intenses. Les fonctions visuelle, olfactive et digestive ont des liens évidents.

La fonction motrice est modulée de manière réflexe par la douleur et la dysfonction mécanique par inhibition et excitation, de manière centrale et périphérique. Les voies centrales en particulier ont des associations fonctionnelles et structurelles avec les influx provenant des nerfs crâniens et les mécanismes de feed-back. Ceci entraîne des déficits de la coordination dans les activités des nerfs crâniens ainsi que dans le fonctionnement postural réflexe et dans tout le système proprioceptif.

On a mis en évidence l'utilité des manœuvres d'amélioration par les nerfs crâniens et de la proprioception chez les patients souffrant de syndrome au niveau céphalique, crânio-cervical, cervico-thoracique et du membre supérieur. Ces patients présentent souvent des défauts de proprioception et une asymétrie de fonctionnement moteur des nerfs crâniens. Les zones fréquemment impliquées sont la bouche, la langue, l'oropharynx, la mâchoire, la face, les yeux et la voix. On peut observer des réponses asymétriques de ces fonctionnements moteurs dans le fonctionnement crânio-cervical, cervico-thoracique, des épaules et du membre supérieur. Les manœuvres d'amélioration du relâchement peuvent s'appliquer à d'autres régions du corps avec succès, en particulier quand les constatations palpatoires dirigent l'opérateur vers des zones cliniquement significatives, présentant une dysfonction.

# FACILITATION PAR LES NERFS CRANIENS ET LA PROPRIOCEPTION EVALUATION ET TRAITEMENT

## Evaluation

Le protocole suivant a été développé pour évaluer la facilitation par les nerfs crâniens. Le patient est examiné debout à la recherche d'une augmentation ou d'une asymétrie du tonus de repos des jonctions cervico-occipitale et cervico-thoracique. On note les réflexes posturaux dans ces régions, le patient réalisant des manœuvres sur un pied, en comparant la réponse à l'appui monopodal droit et gauche. On peut aussi noter des réponses asymétriques du côté droit ou gauche. On demande ensuite au patient de se mettre en décubitus tandis qu'on effectue les facilitations suivantes :

1 .**Mouvements des yeux**, assurés par les 3^e^, 4^e^ et 6^e^ paires (moteur oculaire commun pathétique – moteur oculaire externe). Regard horizontal droit et gauche, vertical supérieur et inférieur, oblique supérieur gauche, inférieur gauche, supérieur droit et inférieur droit.

2. **Poussée de la mâchoire**, 5^e^ paire (trijumeau). Poussée gauche, droite, bilatérale (propulsion) et rétropulsion bilatérale.

3. **Muscles de la face**, 7^e^ paire (facial). Sourire, froncement, surprise.

4. **Muscles de la gorge**, 9^e^ paire (grand hypoglosse). Déglutition

5. **Vocalisation**, 10^e^ paire (vague).

6. **Haussement d'épaule**, 11^e^ paire (spinal).

7. **Poussée de la langue**, 12^e^ paire (glosso-pharyngien). Poussée droite et gauche.

Les réponses à ces manoeuvres sont notées concernant toute augmentation de tension dans les régions testées. On peut utiliser un système de classification pour évaluer l'augmentation de tension entre les réponses à droite et à gauche. On peut observer une modulation par de légères variations de la performance motrice.Le s modulations comprennentle relèvement du sourcil à droite ou à gauche, les vocalises hautes par rapports aux basses, le haussement des épaules à droite ou à gauche etc.

## Traitement

- on note les augmentations importantes de tension et/ou une asymétrie puis on demande au patient d'appliquer ces comportements comme des manoeuvres de facilitation du relâchement en réalisant un relâchementneuromusculaire myofascial ou intégré.Les comportements doivent être combinés pour obtenir des réponses plus efficaceset peuvent être combinés avec d'autres REM notamment la station unipodale. Après le traitement , on renouvelle la station unipodale pour évaluer les modifications des réflexes posturaux etproprioceptifs.
- puis on demande au patient de réaliser des combinaisons de ces activités motrices à la maison pour poursiovre le travail de rééducationen améliorant la fonction de coordination motrice.

# Cranial Nerves and Craniofacial and Cervical Muscle Innervations

| | | | |
|---|---|---|---|
| **CN I** | **Olfactif** | Sensitif | |
| **CN II** | **Optique** | Sensitif | |
| **CN III** | **Moteur oculaire commun** | Moteur | Droit supérieur<br>Droit interne<br>Droit infrieur<br>Oblique inférieur<br>Releveur de la paupière supérieure |
| **CN IV** | **Pathétique** | Moteur | Oblique supérieur |
| **CN V** | **Tirjumeau**<br>**Branche mandibulaire** | Moteur<br>Sensitif | Masséter<br>Temporal<br>Ventre antérieur du digastrique<br>Mylo-hyoïdien<br>Tensor tympani<br>Tenseur du voile du palais |
| **CN VI** | **Abducens** | Moteur | Droit externe |
| **CN VII** | **Facial** | Moteur<br>Sensitif | Ventre postérieur du digastrique<br>Occipital<br>Frontal<br>Buccinateur<br>Rameau auriculaire postérieur<br>Muscles de la mimique<br>Stylohyoïdien<br>Muscle de l'étrier |
| **CN VIII** | **Auditif** | Sensitif<br>Moteur | Agit sur la proprioception<br>et la fonction cérébelleuse |
| **CN IX** | **Glossopharyngien** | Sensitif | Stylopharyngien<br>Constricteurs du pharynx (with X & XI) |
| **CN X** | **Vagues** | Moteur<br>Sensitif | Larynx<br>Constricteurs du pharynx (with IX & XI)<br>Palatoglosse |
| **CN XI** | **Spinal** | Moteur | Constricteurs du pharynx (with IX & X)<br>Sternocléidomastoïdien<br>Trapèze |
| **CN XII** | **Grand hypoglosse** | Moteur | Muscles intrinsèques de la langue<br>Génioglosse<br>Hyoglosse<br>Styloglosse |
| **C1,2,3** | **Anse cervicale** | | Groupe infrahyoïdien |
| **C1-8** | | | Scalènes |
| **C4,5** | **Scapulo-dorsal** | | Rhomboïdes<br>Angulaire de l'omoplate |
| **C 6,7,8** | **Thoraco-dorsal** | | Grand dorsal |
| **C5,6,7,8,T1** | **Pectoral interne et externe** | | Petit et grand pectoral |

## FACILITATION PAR LES NERFS CRÂNIENS

| | | Zone sous-occipitale | Jonction CT | Modulation |
|---|---|---|---|---|
| **Tonus de repos** | | | | |
| **Station unipodale** | G | | | |
| | D | | | |
| **Yeux (III, IV, VI)** Regard horizontal | G | | | |
| | D | | | |
| Regard vertical | S | | | |
| | I | | | |
| Regard oblique | SG | | | |
| | IG | | | |
| | SD | | | |
| | ID | | | |
| **Mandibule (V)** Propulsion | G | | | |
| | D | | | |
| | Bi | | | |
| Rétropulsion | Bi | | | |
| **Face (VII)** Sourire | | | | |
| Froncement | | | | |
| Surprise | | | | |
| **Gorge (IX)** Déglutition | | | | |
| **Vocalisation (X)** | | | | |
| **Haussement d'épaule(XI)** | | | | |
| **Langue(XII)** Protrusion | G | | | |
| | D | | | |

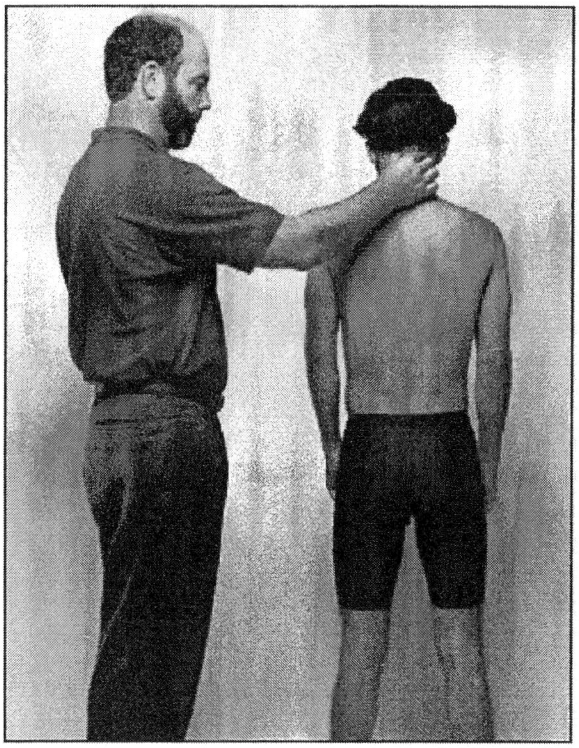

Evaluation du tonus de repos
sous-occipital

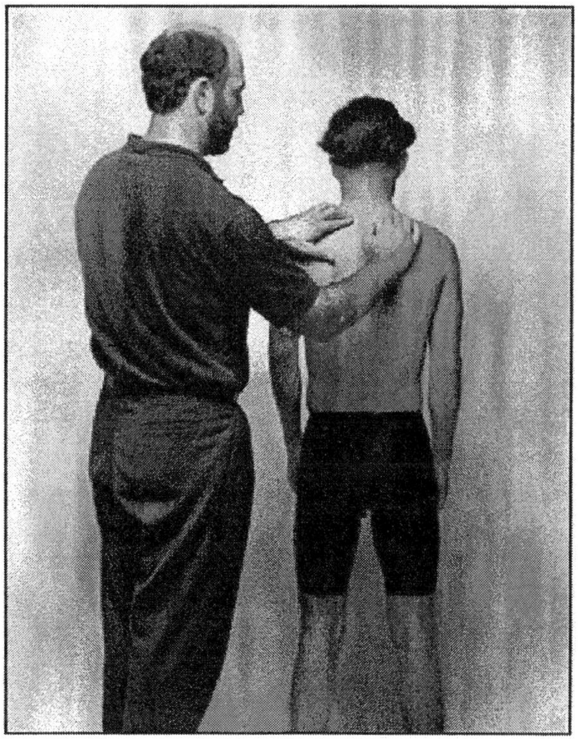

Evaluation du tonus de repos
de la jonction cervico-thoracique

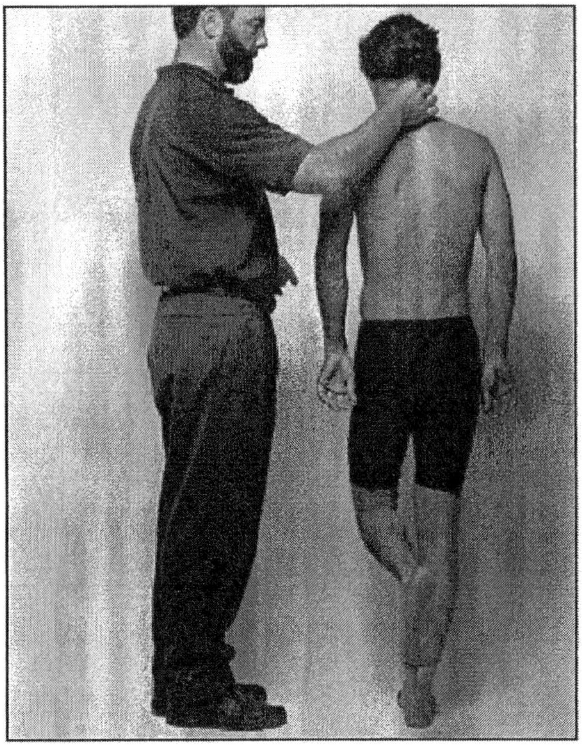

Evaluation des réflexes posturaux de la région sous-occipitale en station unipodale

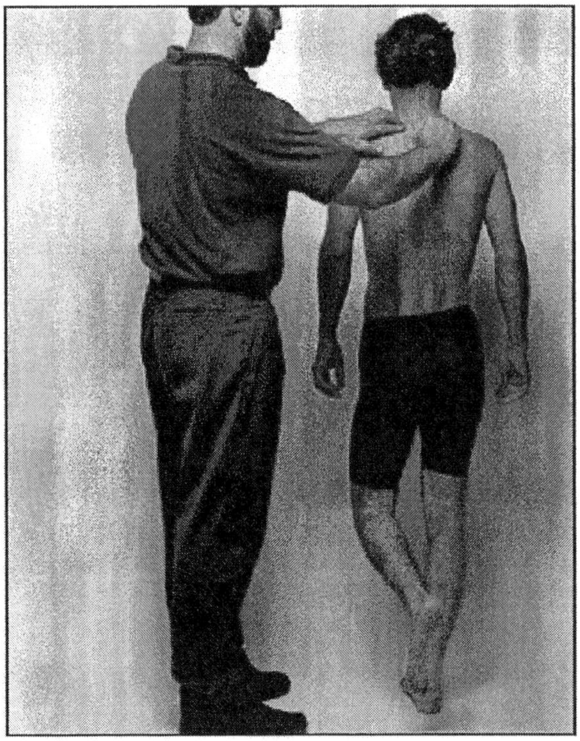

Evaluation des réflexes posturaux de la jonction cervico-thoracique en station unipodale

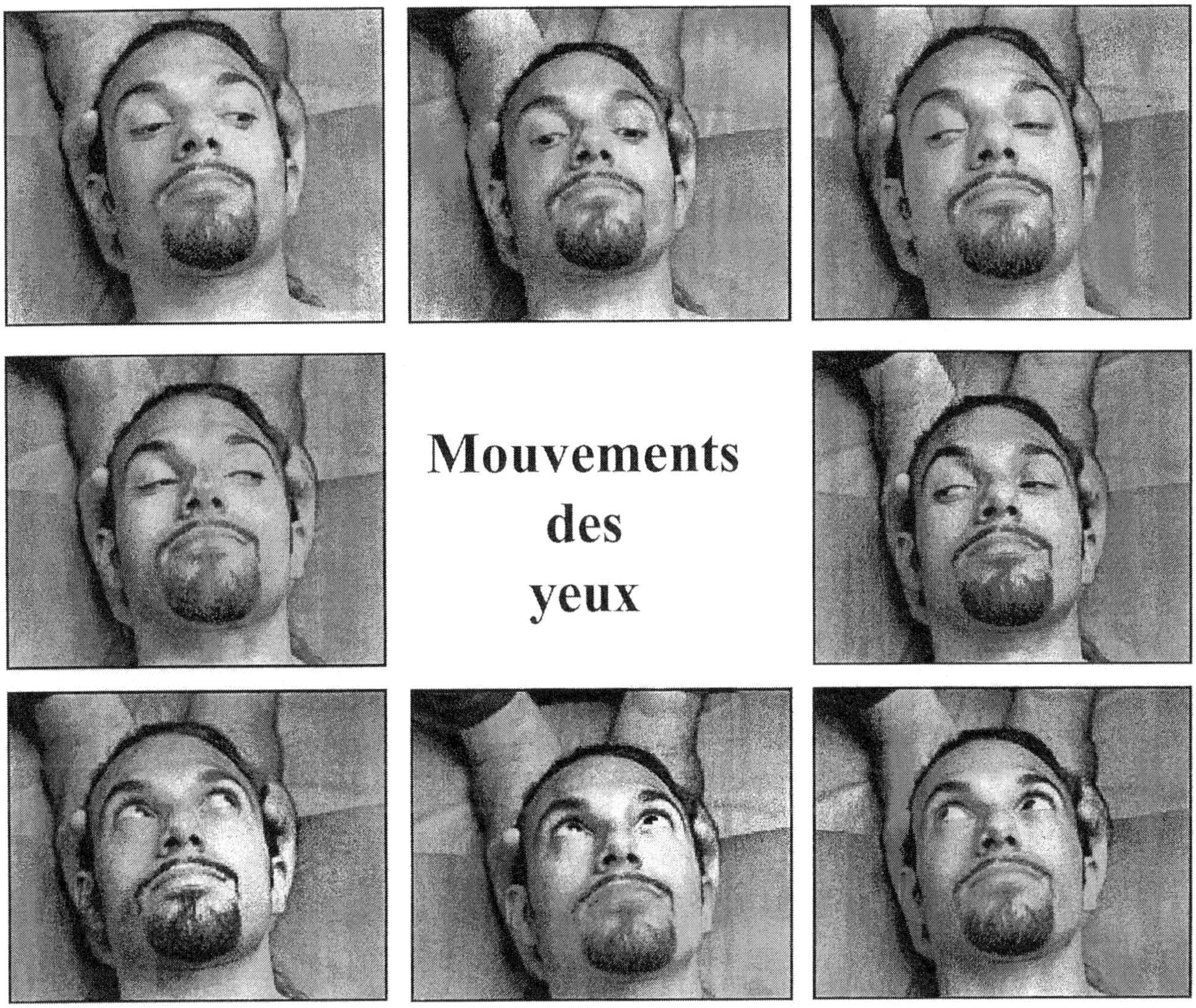


**Evaluation des mouvements des yeux.** Dans le sens horaire à partir du milieu en haut: Top: vertical inférieur, oblique inférieur droit, horizontal droit, oblique supérieur droit, vertical supérieur, oblique supérieur gauche, horizontal gauche, oblique gauche inférieur.

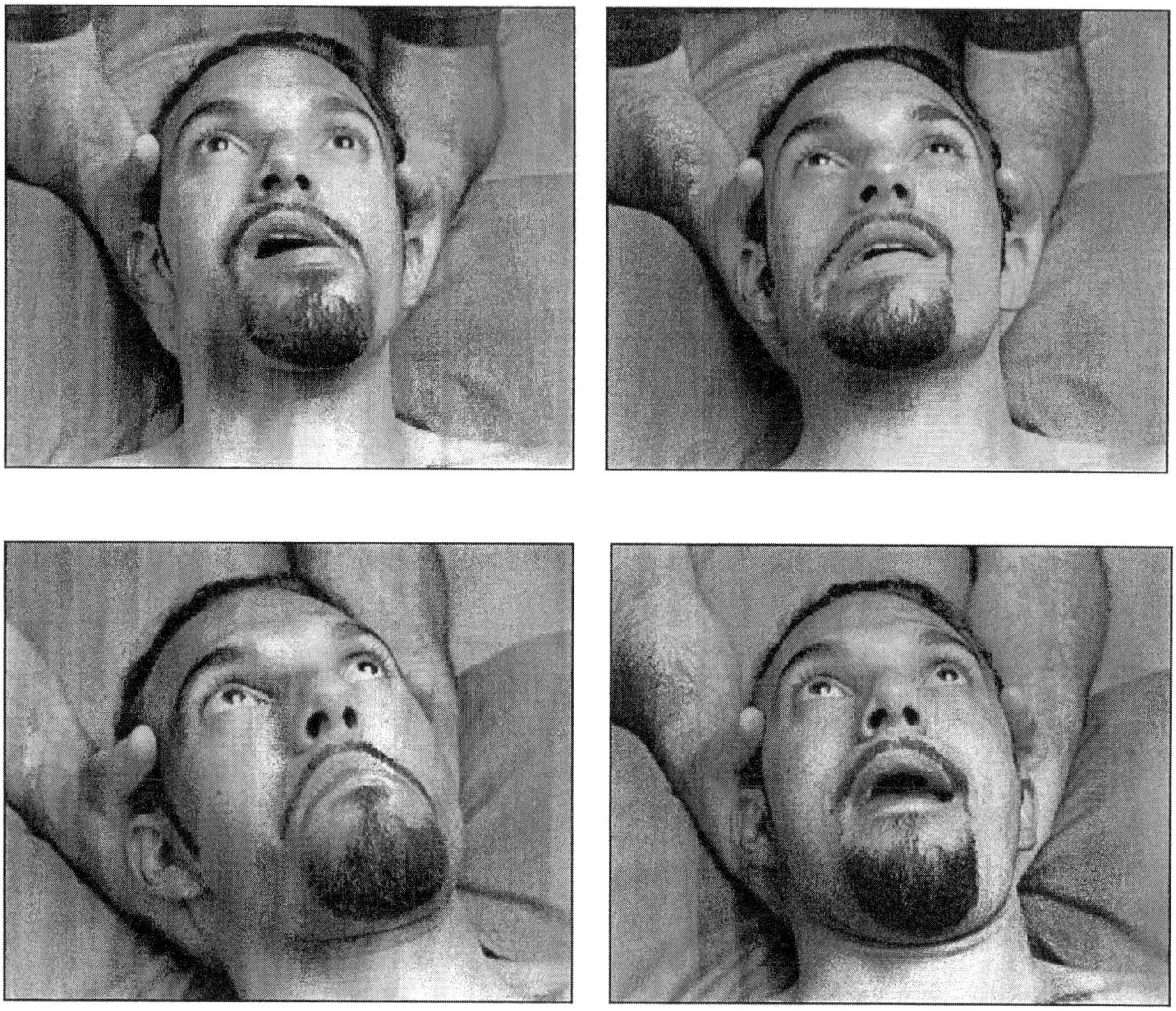

**Propulsion dela mâchoire.** Dans le sens horaire à partir d'en haut à gauche: propulsion gauche, propulsion droite, rétropulsion bilatérale, propulsion bilatérale

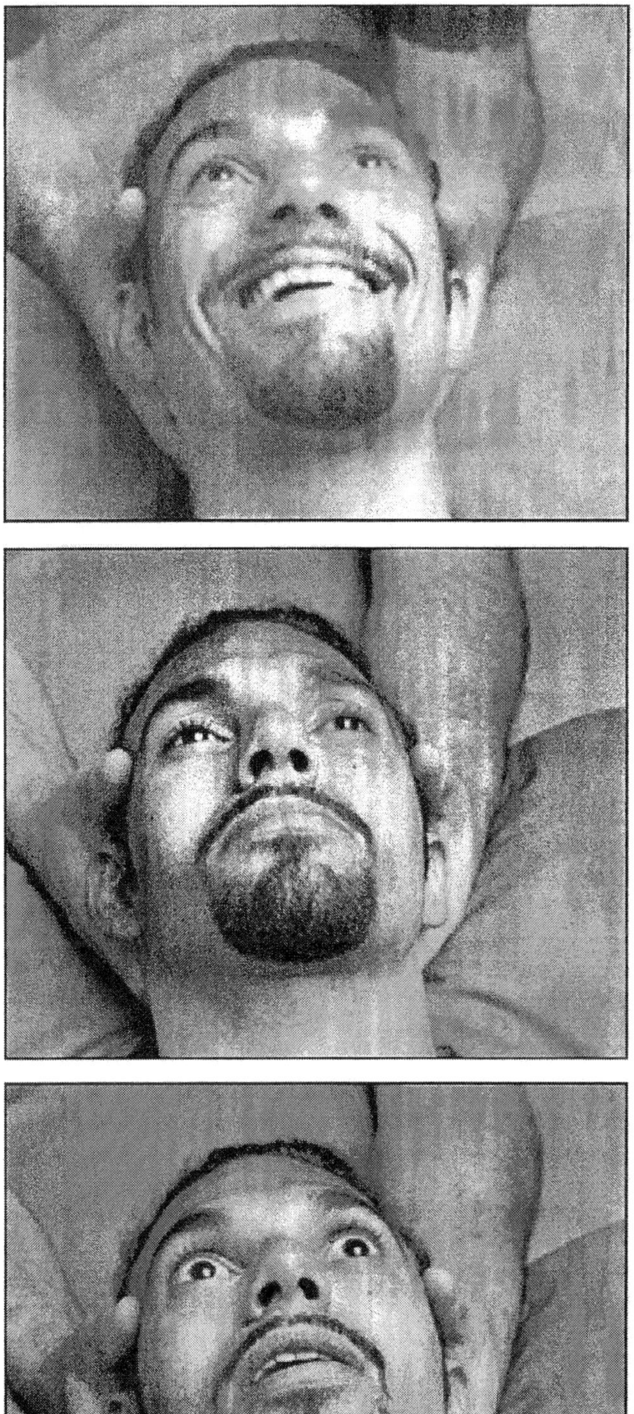

**Muscles de la face**. Apartir du haut: sourire, froncement, surprise.

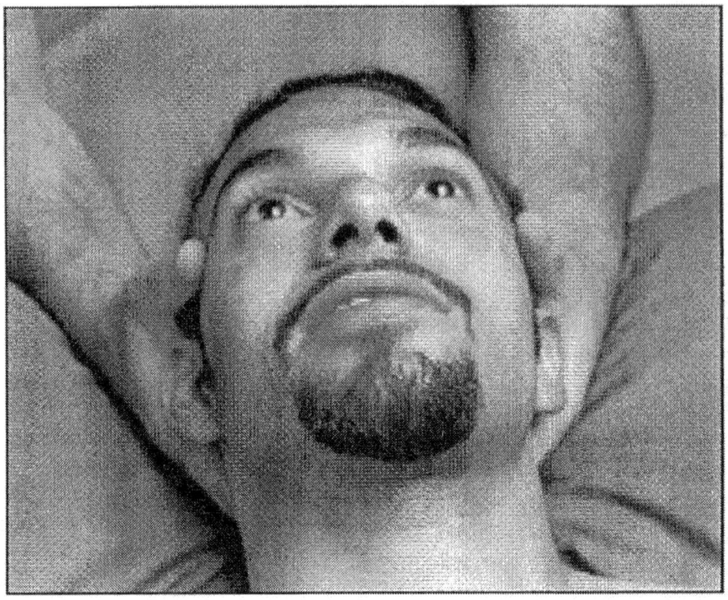

**Muscles de la gorge** : déglutition

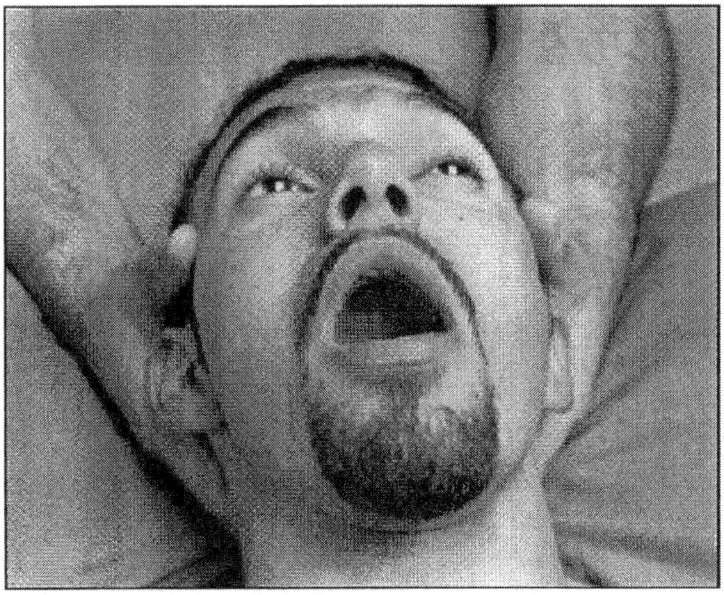

**Vocalisation**

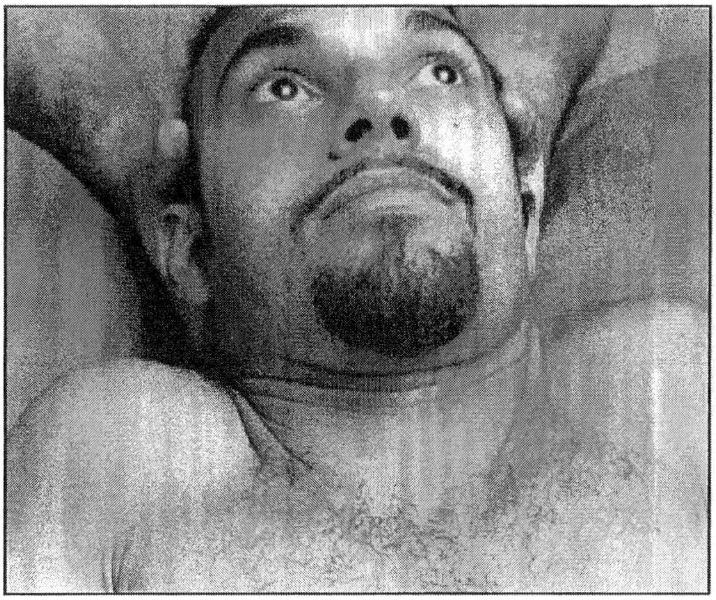

**Haussement d'épaule**

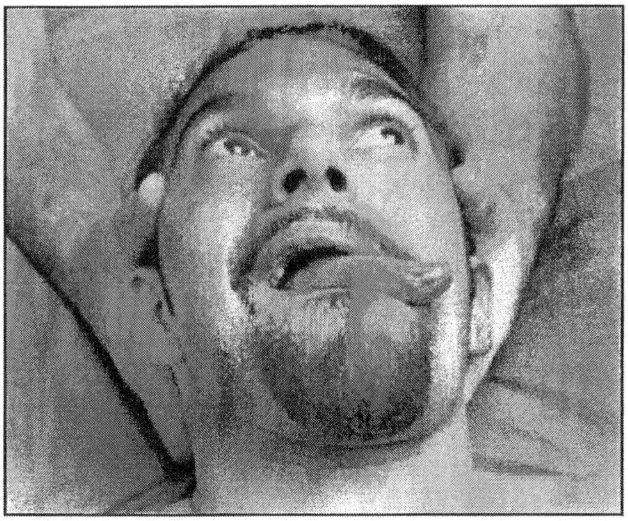
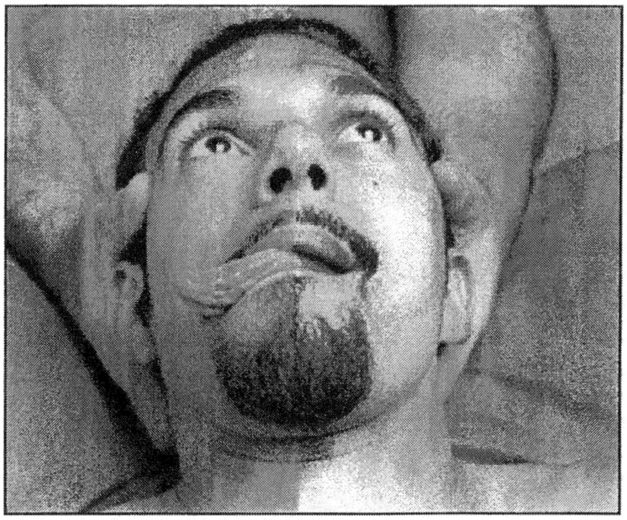

**Propulsion de la langue** : gauche et droite.

# LE POINT D'APPUI ET LE TOUCHE DIAGNOSTIC

Basé sur des approches ostéopathiques développées par le Dr Rollin BECKER, DO.

# 1. LE POINT D'APPUI

## A. CONSIDERATIONS GENERALES

Le diagnostic est une part importante de la prise en charge des patients. Il y a trois éléments importants dans la relation entre le médecin et le patient :

- l'idée que se fait le patient de ce que peut être son problème
- la notion qu'a le médecin de ce que peut être le problème
- ce que l'unité anatomo-physiologique du patient sait qu'est le problème

En ce qui concerne ce dernier aspect, le traitement manipulatif ostéopathique doit permettre à la physiologie d'exprimer son potentiel propre et non pas utiliser une force extérieure aveugle. *Pour cela on utilise un point d'appui dynamique qui est le support sur lequel pivote un levier pour soulever ou mobiliser quelque chose. Un point d'appui dynamique lui-même se déplace à mesure que les forces du patient répondent à la thérapeutique.*

La mise en place d'un point d'appui adéquat facilite le touché diagnostic. Le positionnement des mains et des doigts sur les tissus à examiner se fait avec l'idée que les doigts se moulent sur le corps. On applique une compression au niveau d'une zone de tension tissulaire ou de restriction de mobilité puis on attend la réponse des tissus qui se produit toujours. La mise en place d'un point d'appui permet à l'opérateur de maîtriser les forces inhérentes au sein des tissus. L'opérateur est à l'écoute et suit les mouvements de ces forces jusqu'à leur point d'équilibre physiologique (point neutre). Le point neutre est un point d'équilibre de tension autour duquel s'organise un mouvement au sein des tissus. Un point d'équilibre de ce type favorise le pouvoir thérapeutique inhérent du patient et agit comme une porte pour ce pouvoir infaillible à restituer la symétrie tissulaire et l'équilibre médian.

En résumé, deux démêlages tissulaires se produisent quand on applique le point d'appui au touché diagnostic. L'un est le mouvement des tissus pour atteindre le point d'équilibre de tension alors que les forces extérieures de l'opérateur s'opposent et équilibrent les forces intérieures du patient. Le second est l'expression du pouvoir thérapeutique à l'origine d'une capacité grandissante à pénétrer les tissus et qui est parfois associé à un autre démêlage tandis que les tissus se réorganisent autour de la médiane physiologique. Ce pouvoir de faciliter l'expression de la capacité inhérente du patient à restaurer n'est un facteur négligeable. Les forces de correction ne sont pas la conséquence de l'application d'une technique mais plutôt d'une interaction réalisée dans le langage palpatoire. Ceci améliore le pouvoir thérapeutique présent dans l'interaction de perception entre le patient et le médecin. L'opérateur doit être suffisamment tranquille pour rendre sa présence silencieuse. De cette manière, non seulement il observe la réponse tissulaire du patient mais il disparaît aussi dans le pouvoir de perception qui existe dans le procédé.

## B. SEQUENCE DE TRAITEMENT

### 1. MOITIE INFERIEURE DU CORPS

Les genoux du patient sont fléchis, les pieds à plat sur la table. On stabilise le pelvis en écartant des pieds, les orteils en dedans. L'opérateur est assis à côté du patient.

### 1. PELVIS

Le sacrum du patient se moule dans une main, sans déviation du poignet. Le bout des doigts de cette main se place au niveau de l'épineuse de L5. Le bras opposé et la main passent en pont sur les EIAS des deux côtés. Le point d'appui est réalisé par le coude qui repose sur la table.

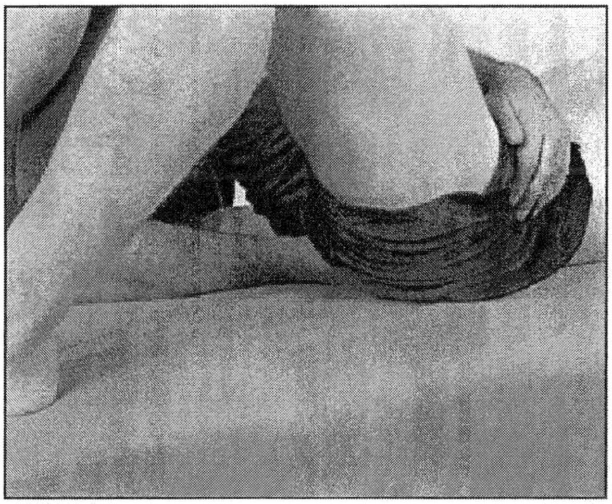

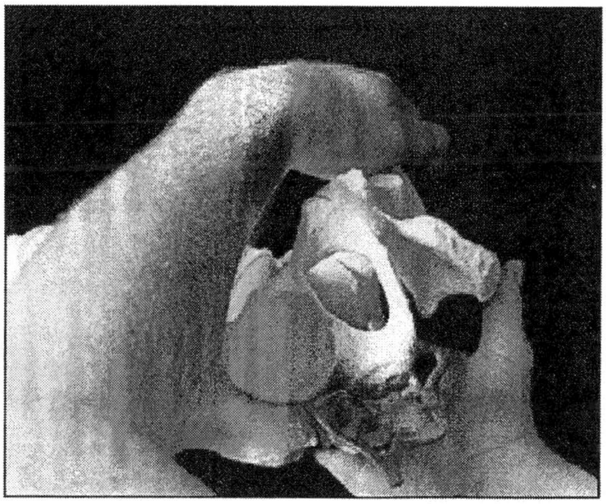

Traitement du pelvis

## 2. ILIO-SACRUM / LOMBAIRES INFERIEURES

Le sacrum du patient se moule dans une main. On place la main opposée sous l'articulation sacro-iliaque en un point où l'on perçoit la tension. Le bout des doigts se met aussi au contact des épineuses des segments lombaires inférieurs (L3, L4, L5).
Les deux coudes réalisent le point d'appui : l'un reposant sur la table (sacrum), l'autre reposant sur le genou du médecin (sacro-iliaque - lombaires inférieures).

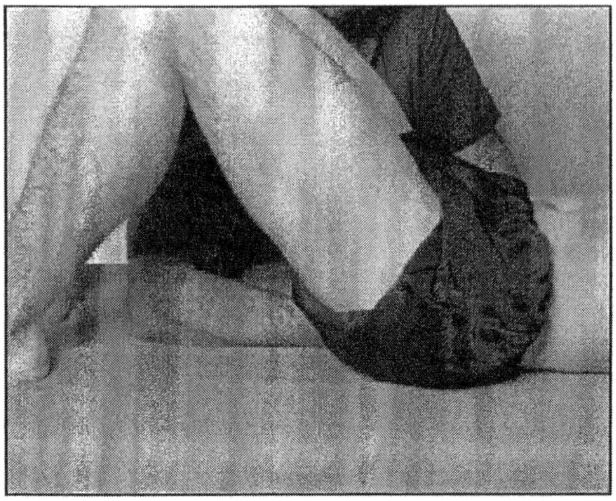

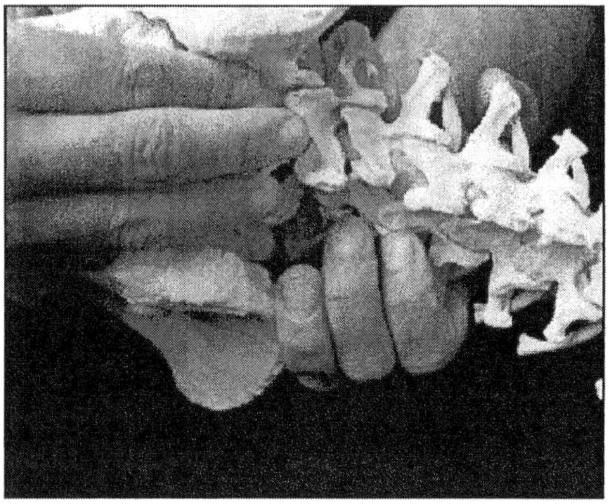

Traitement ilio-sacré/lombaire inférieur

## 3. ILIACUS

Une main moulée sur le sacrum, l'autre se place au contact d'une zone de tension de l'iliaque au niveau du bord interne de l'ilium, en dedans de l'EIAS. Le point d'appui s'établit par les deux coudes, l'un sur la table, l'autre en l'air. Les mouvements dans l'iliaque suivent les directions d'aise en conjonction avec les phases de la respiration (soit l'expiration). Le patient peut ressentir un certain inconfort d'où la nécessité de procéder lentement et avec douceur.

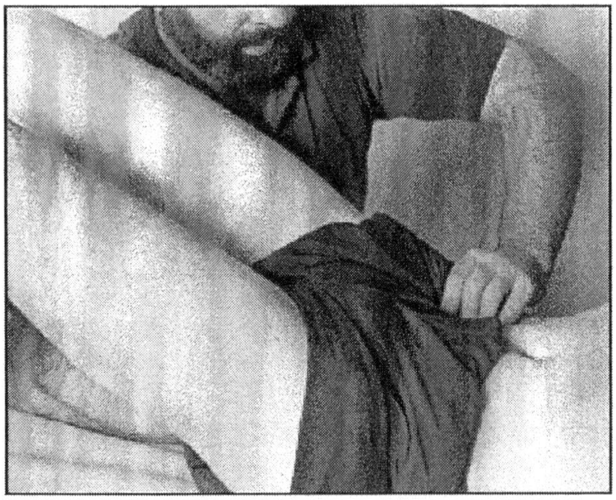

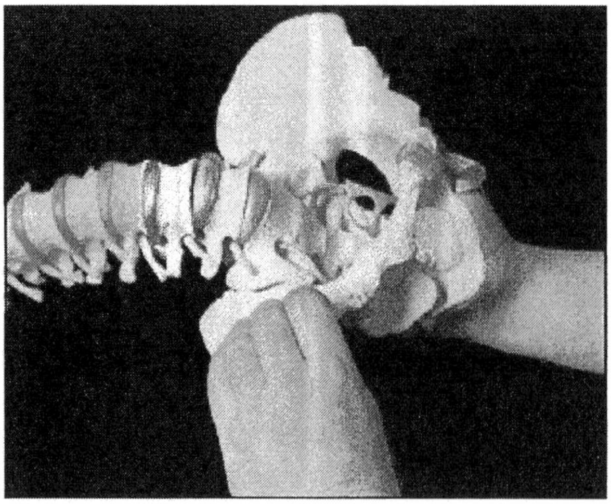

Traitement du psoas

## 4. FASCIA ABDOMINAL

Une main se moule sur le sacrum. La main opposée permet de multiples évaluations : les quadrants de l'abdomen, les rebords costaux et la ligne blanche ; la tension des ligaments inguinaux et les cisaillements au niveau de la symphyse. Le point d'appui est assuré par les deux coudes : l'un reposant sur la table (sacrum), l'autre étant celui du bras explorateur (abdomen).

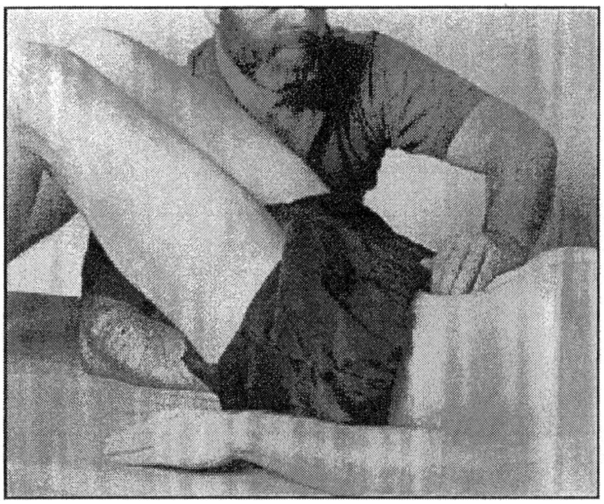

Traitement du fascia abdominal

## 5. LOMBAIRES SUPERIEURES: RELATION ENTRE PSOAS ET SACRO-PELVIS

On place une main sous la région lombaire supérieure. La main opposée passe en pont sur les genoux fléchis. Le point d'appui est assuré par le coude sur le genou (région lombaire supérieure).

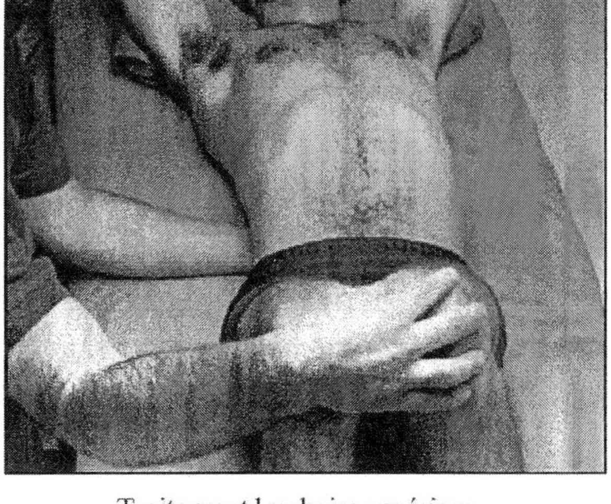

Traitement lombaire supérieur

## 6. FOIE

On place une main sous les côtes inférieures en dessous du foie et la main opposée sur la face antérieure du foie. Le point d'appui est assuré par le coude au niveau du genou de l'opérateur ou sur la table, au contact de la face postérieure des côtes inférieures (côtes inférieures).

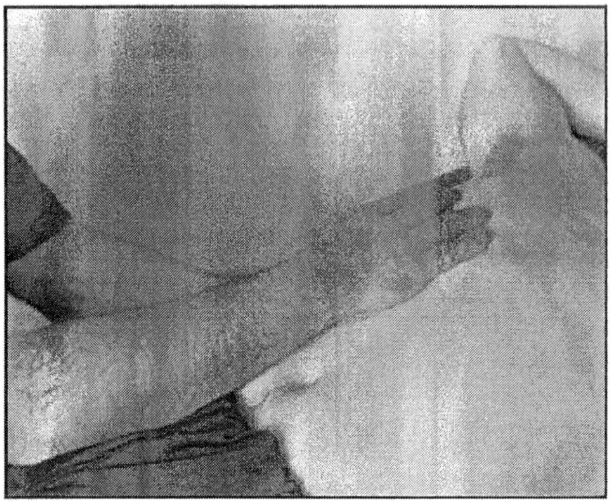

Traitement du foie

## 7. AXE SACRO-STERNAL

Une main se place sur le sacrum, les hanches fléchies. L'autre se place sur la ligne médiane du sternum. Ceci constitue le point culminant de la séquence inférieure et permet à ces deux importantes structures médianes de parvenir à un équilibre optimal.

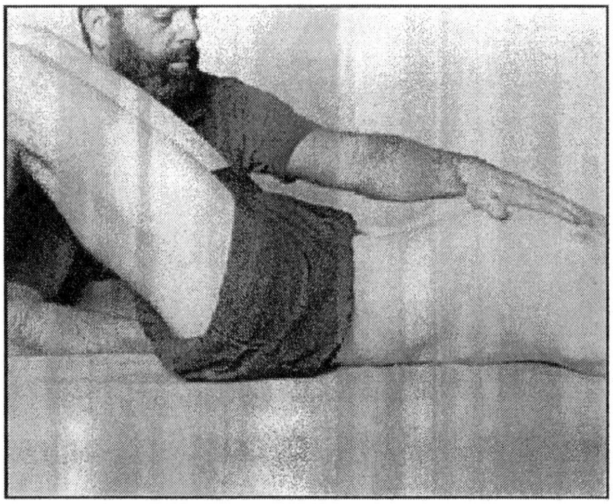

Traitement de l'axe sacro-sternal

## C . MOITIE SUPERIEURE DU CORPS

Le patient reste dans la position initiale. L'opérateur est assis à la tête de la table sauf indication contraire.

### 1. CAGE THORACIQUE

L'opérateur est assis sur le côté. Il place une main en dessous de la cage thoracique en un point où il perçoit la tension, le bout des doigts sur les transverses des vertèbres thoraciques correspondantes. Il place l'autre main au niveau de l'extrémité antérieure des côtes. Le point d'appui est établi par le coude sur le genou.

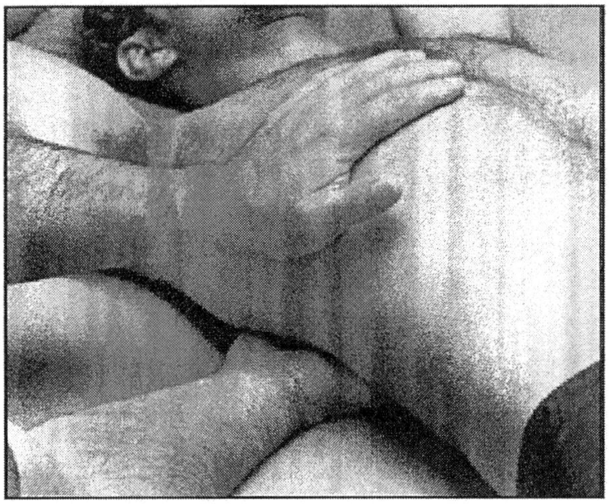

Traitement de la cage thoracique

### 2. REGION THORACIQUE INFERIEURE

On place les deux mains au niveau de T12 dans le dos du patient en décubitus. Cette région correspond de l'insertion des trapèzes. Le point d'appui est assuré bilatéralement par les coudes qui reposent sur la table. Cette technique peut aussi s'appliquer à un niveau supérieur de la cage thoracique.

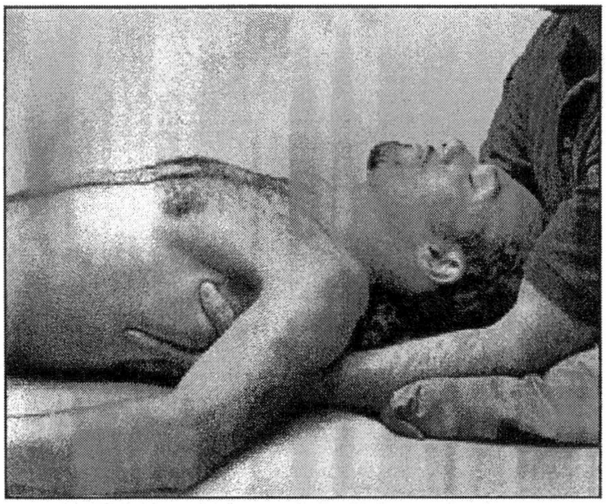

Traitement de la partie inférieure du thorax

## 3. REGION THORACIQUE SUPERIEURE

La tête du patient repose sur un coussin. Une main et le bras se placent au contact des épineuses thoraciques supérieures, les doigts sont légèrement écartés légèrement pour entrer en contact avec les côtes de chaque côté. On place la main opposée sur le sternum. Le point d'appui est établi par le coude sur la table sous la tête du patient.

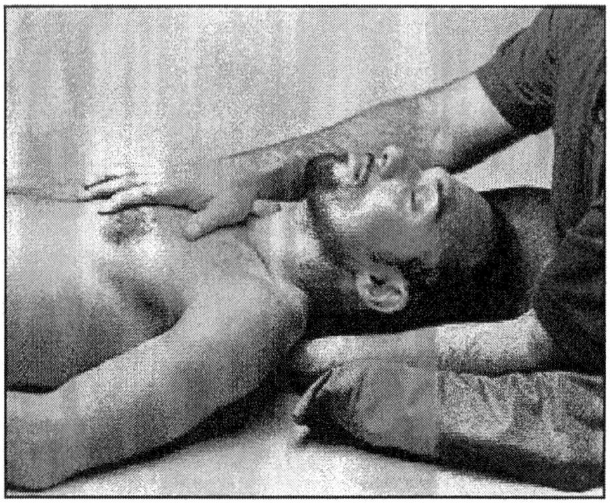

Traitement de la partie supérieure du thorax

## 4. REGION CERVICALE

Les deux mains passent en pont sur l'ensemble de région cervicale de la base du crâne jusqu'à la région thoracique supérieure. Le point d'appui s'établit des deux côtés par les coudes et les avant-bras reposant sur la table

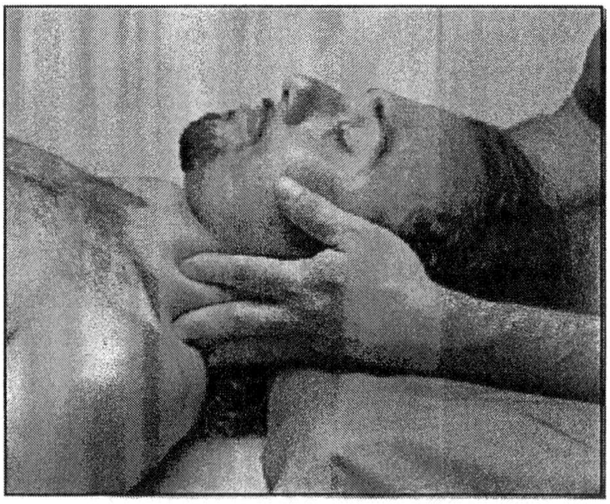

Traitement de la région cervicale

## 5. CRÂNE ET SACRUM

### a) ARTICULATION OCCIPITO-ATLOÏDIENNE

Une main se met en contact du tubercule postérieur de l'atlas, l'autre, du vertex. On assure le point d'appui par le coude sur la table. L'équilibre des tensions se perçoit au niveau du contact occipito-atloïdien tandis que les forces de compression s'équilibrent à travers la tête.

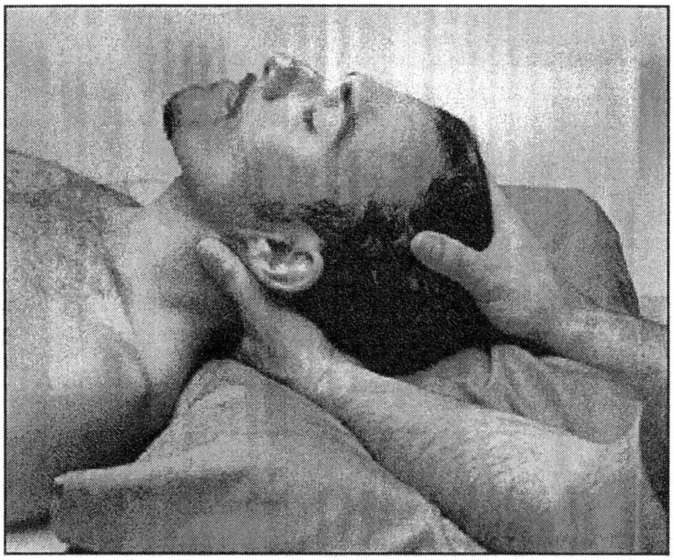

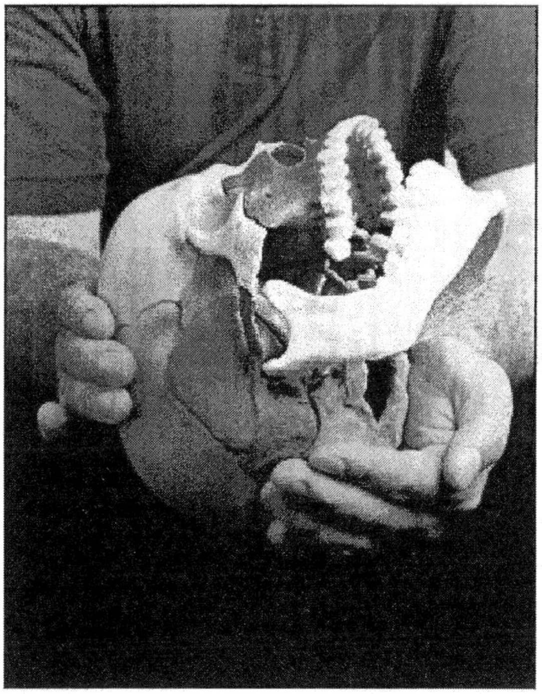

Traitement de l'articulation occipito-atloïdienne

**b) FOSSE POSTERIEURE**

La tête repose sur les doigts croisés du médecin. Les pouces passent au-dessus des oreilles en direction du front selon le trajet de la tente du cervelet. Le point d'appui est établi par les coudes sur la table

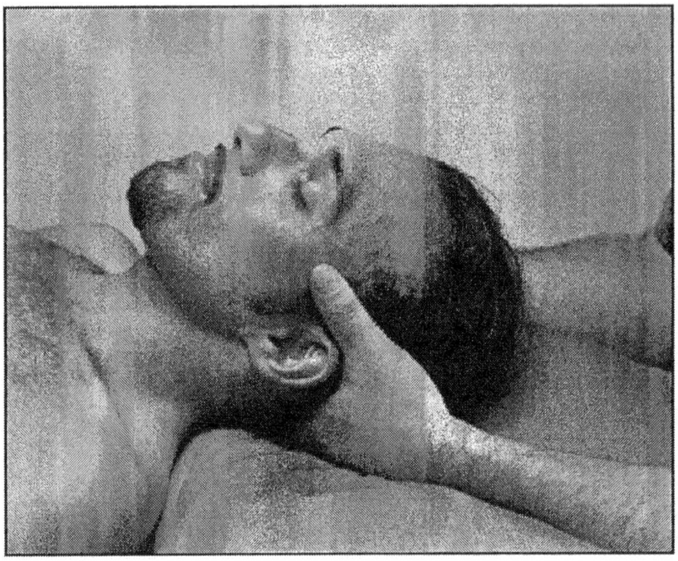

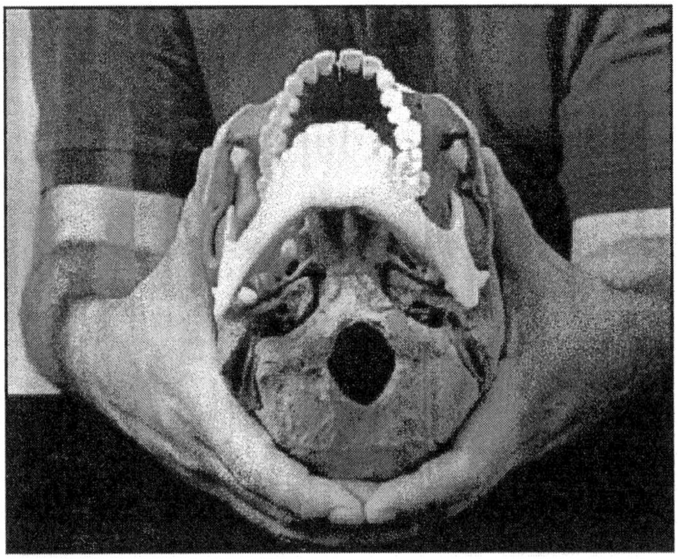

Traitement de la fosse postérieure

6. AXE OCCIPITO-STERNAL

Une main se place au contact de la ligne médiane de l'occiput, l'autre sur la ligne médiane du sternum. Le point d'appui est représenté par le coude de l'opérateur reposant sur la table. Ces structures médianes importantes, occiput et sternum, retrouvent une relation médiane optimale.

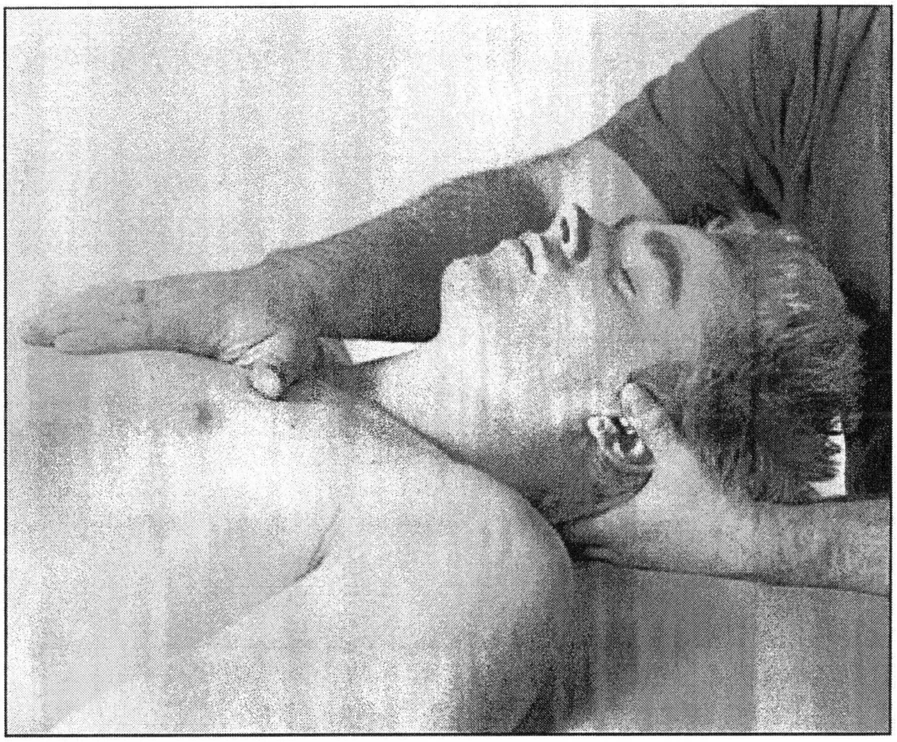

Traitement de l'axe occipito-sternal

# CONTINUITE CRANIO-FASCIALE ET ENVELOPPE CENTRALE

Le fascia entoure tous les tissus et toutes les cavités du corps. Les os, le cartilage, les ligaments, les tendons, les muscles, les nerfs, les vaisseaux et les organes ont des couches de fascia qui prennent part à leur structure et à leur fonctionnement. L'espace cellulaire interstitiel, la membrane de base et l'intima sont tous des spécialisations du fascia qui ont des relations physiologiques importantes. Dans le cerveau, les méninges durales fonctionnent comme un tissu conjonctif qui entoure le SNC.

Les connexions fonctionnelles entre les éléments du crâne et du fascia sont nombreuses. La dynamique des fluides médians, la suspension du déplacement automatique des points d'appui et les influences des phases de la respiration en sont des exemples. Mais où les compartiments duraux et fasciaux se connectent-ils en fait ? Du fait de la calotte osseuse et de la colonne vertébrale il existe peu d'interconnections entre les méninges durales et le reste des tissus conjonctifs du corps. Les structures tendineuses et ligamentaires se connectent avec ces structures osseuses mais pas avec la dure-mère. Les insertions osseuses sont peu nombreuses et se concentrent à la jonction crânio-cervicale et à la jonction lombo-sacrée. Des dissections récentes ont montré certaines connexions entre les méninges durales et les vaisseaux sanguins (artère vertébrale), ainsi que les muscles (petit droit postérieur de la tête), concentrées au niveau de la jonction crânio-cervicale. L'autre connexion des méninges durales se fait avec le fourreau qui entoure chaque racine nerveuse qui sort de la base du crâne et du canal médullaire. L'interconnexion la plus importante entre ces couches durales et les tissus conjonctifs se produit au niveau des ganglions sympathiques et les plexus formés le long de la partie antéro-latérale de la colonne médullaire et au niveau des projections brachiale et sciatique. Les plexus nerveux correspondent aussi à une organisation fonctionnelle dérivée du développement embryologique. On appelle cette connexion crânio-fasciale l'enveloppe centrale. Sa forme symétrique ressemble à une étoile à six branches.

La relation entre les extrémités supérieure et inférieure par l'intermédiaire de l'enveloppe centrale est cliniquement importante. L'équilibre tissulaire tout le long de cette enveloppe est le but recherché et améliore les réponses fonctionnelles partout dans le corps.

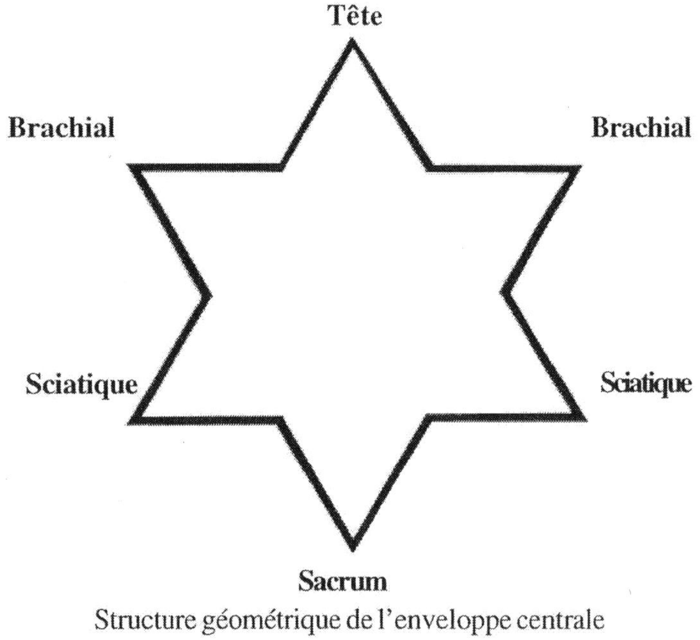


Structure géométrique de l'enveloppe centrale

# RELACHEMEMENT DE L'ENVELOPPE CENTRALE

basé sur des approches ostéopathiques développées par Jean Pierre Barral D.O. (UK)

## CONNEXION DURE-MERE-ARTERE VERTEBRO-BASILAIRE

**Diagnostic** : l'opérateur assis à la tête du patient saisit l'occiput bilatéralement juste en arrière des condyles. On introduit une traction, un côté à la fois, en direction postéro-médiale (latéroflexion opposée) avec une légère rotation en direction opposée à la latéroflexion. On compare la compliance des tissus sous-occipitaux à la traction d'un côté et de l'autre. Le côté le plus tendu est le plus en restriction.

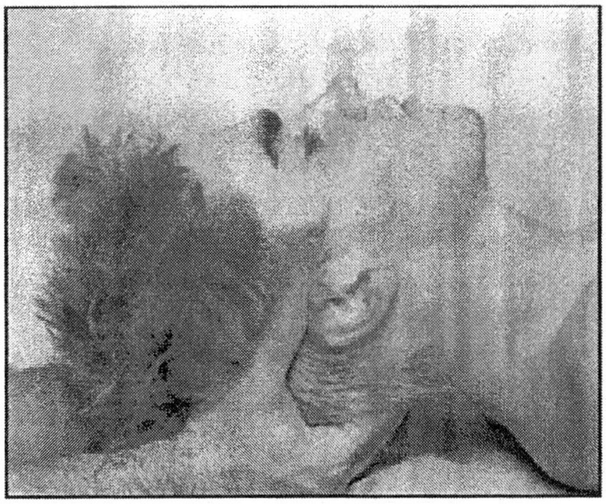

Diagnostic de la connexion entre dure-mère et artère vertébro-basilaire

**Traitement** : il consiste en un étirement dural direct en latéroflexion opposée et rotation homolatérale au côté en restriction. Le contact se fait à la partie inférieure de l'occiput d'une main et à la jonction cervico-thoracique/ première côte du même côté de l'autre main. La jonction cervico-thoracique/première côte est stabilisée tandis qu'on exerce une traction en direction céphalique sur l'occiput pendant la phase de flexion du CRI. On relâche partiellement la traction durant l'extension et on la réapplique durant la flexion jusqu'à ce qu'on palpe un relâchement en étirement entre les deux mains. On reteste alors la symétrie par la traction postéro-médiale.

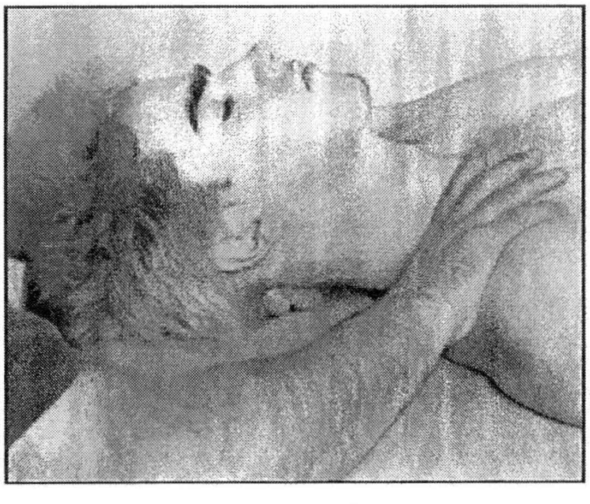

Traitement de la connexion entre dure-mère et artère vertébro-basilaire

## GAINE BRACHIALE

**Diagnostic** : l'opérateur à la tête de la table, le patient en décubitus, on peut palper la tension crânio-fasciale de la gaine brachiale profondément au niveau de la région cervicale antérieure, juste en arrière de la partie postérieure du tendon du SCM entre les scalènes moyen et antérieur. On peut palper les fibres nerveuses au sein de la gaine comme des cordes et on peut apprécier une zone de tension par compression sur toute sa largeur avec le pouce. On peut comparer un côté par rapport à l'autre pour noter l'importance relative de tension de la gaine.

**Traitement – Phase I** : à l'aide de la main palpatoire sur l'épaule du patient, le pouce garde le contact de la gaine tandis que l'autre main glisse en dessous du rachis cervical au contact de la lame homolatérale entre l'épineuse et la transverse. On teste plusieurs segments en exerçant une légère traction, le pouce au contact de la gaine jusqu'à ce qu'on trouve le segment qui présente la réponse (c'est à dire la tension) ou l'élasticité la plus marquée. On introduit une traction rythmique continue à ce niveau en poussant l'épaule du patient en direction caudale puis médiale en gardant le contact avec le pouce sur le point de tension au sein de la gaine. On exerce une traction que l'on relâche de manière répétitive jusqu'à ce que la tension de la gaine soit éliminée. On n'introduit la traction médiale que quand la traction caudale entraîne une légère réponse de relaxation. Dans ce contact cervical, on doit prendre garde de ne pas sur étirer la gaine nerveuse pendant la phase de traction médiale. Il peut être utile de réduire légèrement la contre force cervicale.

**Traitement – Phase II** : tout en gardant le contact du pouce sur le plexus brachial, l'opérateur se déplace pour s'asseoir du côté de la dysfonction. Sa main libre glisse sous l'épaule dans le creux axillaire pour localiser les gaines nerveuses qui en sortent, en localisant les points de tension en exerçant une traction sur le bras et en observant le mouvement sous le pouce. On traite les points de tension par traction et relâchement rythmique du bras jusqu'à la disparition de la tension de la gaine. On perçoit la résolution comme un glissement distal de la gaine nerveuse au niveau du contact du cou et du bras. On peut localiser et traiter des points similaires de tension de la gaine nerveuse tout le long du bras et de l'avant-bras.

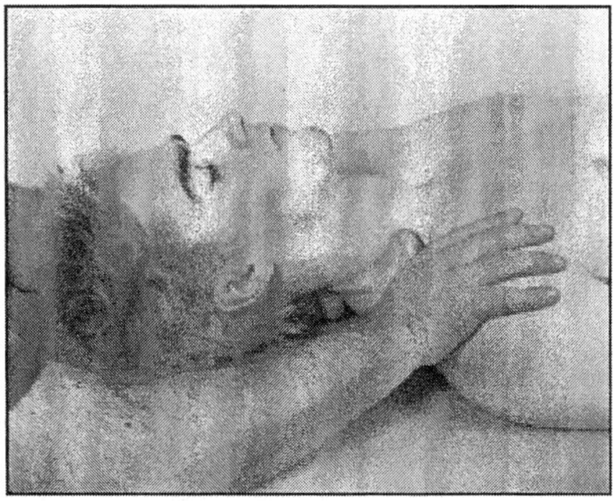

Traitement de la gaine brachiale
Phase I

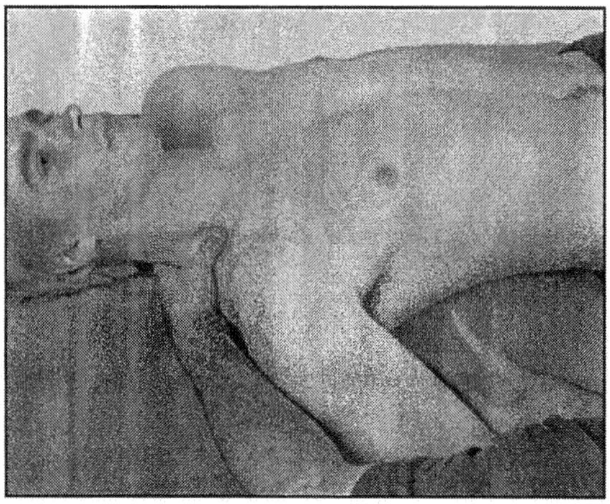

Traitement de la gaine brachiale
Phase II

## GAINE DU SCIATIQUE

**Diagnostic** : on peut palper la tension de la gaine du sciatique haut dans la fosse ischio-rectale en dessous du pyramidal, dans l'échancrure sciatique. On doit toujours traiter la gaine du sciatique homolatérale quand on a une restriction de la gaine brachiale.

**Traitement – Phase I** : debout, du côté à traiter, la main céphalique de l'opérateur se met en contact de la gaine du sciatique par les 2ème et 3ème doigts, l'un sur l'autre. L'avant-bras caudal de l'opérateur soutient le membre du patient en introduisant une flexion de la hanche, une adduction et une rotation interne. Durant le mouvement de flexion/abduction, on tractionne la gaine en direction inféro-médiale. On perçoit le relâchement comme un glissement caudal de la gaine du sciatique.

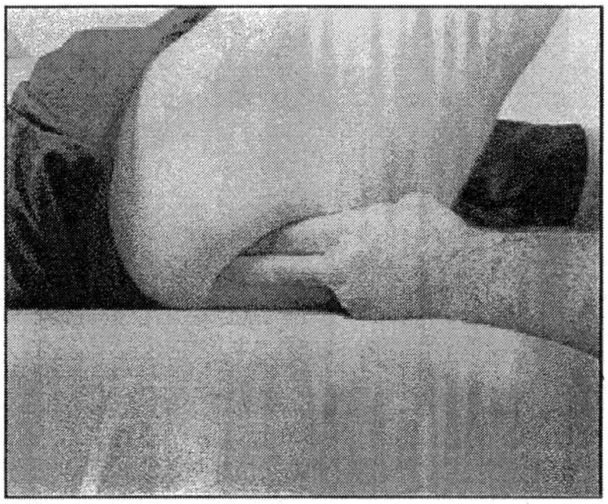

Traitement de la gaine du sciatique - position de la main

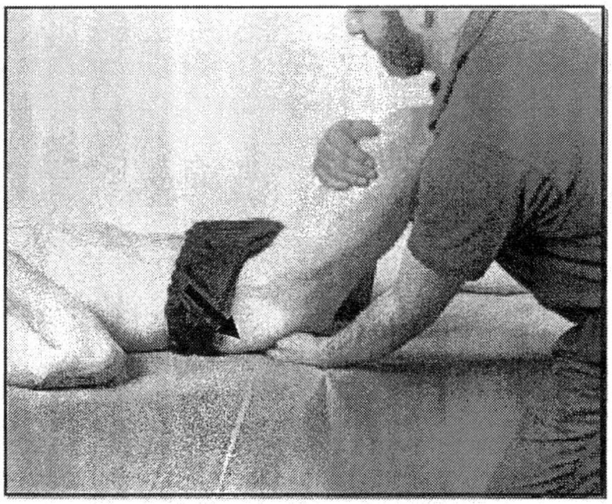

Traitement de la gaine du sciatique
Phase I - Flexion/Abduction

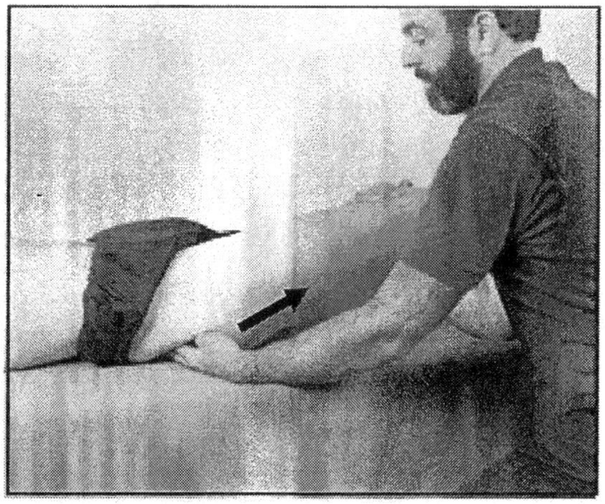

Traitement de la gaine du sciatique
Phase I - Extension/Adduction

**Traitement – Phase II** : l'opérateur est assis sur la table, en face du patient, soutenant le membre sur son épaule. Les pouces retrouvent la gaine du sciatique à la partie inférieure de la fesse entre les fibres des ischio-jambiers, en localisant les zones de tension par une traction distale des pouces. On maintient ces zones de tension sous les pouces tandis que l'opérateur se penche en arrière, étendant le genou du patient, étirant la cuisse et la gaine du nerf sciatique qui lui est associée. La poursuite des zones de tension le long de la gaine peut aller jusqu'à la cheville.

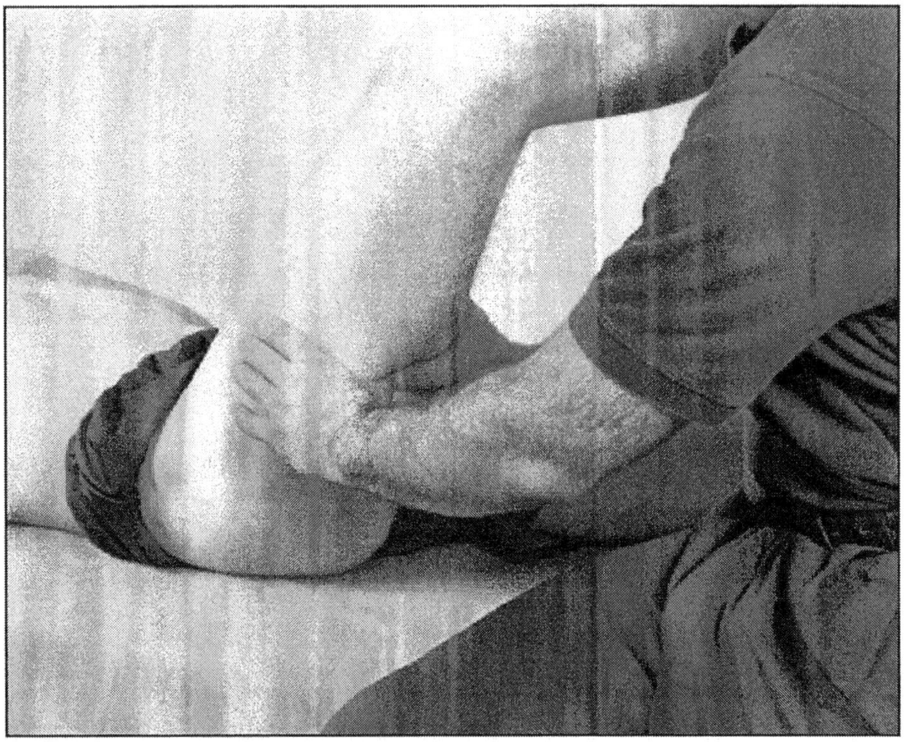

Traitement de la gaine sciatique - Phase II

# RELACHEMENT DU MEMBRE SUPERIEUR

Basé sur les approches développées par le Dr Anthony Chila,D.O., F.A.A.O.

## A. CONSIDERATIONS GENERALES

1. Le relâchement ligamentaire myofascial de l'extrémité supérieure applique les concepts de torsion, de traction, de levier et de rythmicité par rapport à la respiration. Ce relâchement est une procédure complète incorporant une interaction dynamique entre l'opérateur et le patient. Le mouvement volontaire est réalisé selon une progression rythmique en conjonction avec la coopération respiratoire, facilitant l'équilibre fascio-ligamentaire, le relâchement neuro-musculaire et la rééducation neuro-musculaire. Il en résulte une plus grande liberté et efficacité de mouvement du membre supérieur par rapport aux mécanismes centraux à la fois neurologique et circulatoire.

2. La procédure favorise les amplitudes complètes avec des mouvements alternatifs en direction et s'écartant de la ligne médiane. On note la réponse dans les tissus quant aux directions d'aise et celles dans lesquelles la tension augmente. On dirige le processus vers le mouvement qui s'accentue dans les directions et les positions d'aise, en synchronisation avec la respiration et en contrôlant le rythme du mouvement en ce qui concerne les réponses optimales. Le mouvement est permanent, retournant occasionnellement dans les positions de restriction initiale pour contrôler l'efficacité du relâchement.

3. Réalisée en latérocubitus, l'opérateur en face du patient, les interventions manipulatives du membre supérieur sont dirigées dans un processus dynamique d'une région à l'autre dans une sorte de mouvement et de relâchement fluide. Les régions qui suivent deviennent le foyer du relâchement successif du membre supérieur :

a) rachis cervical

b) articulation scapulo-thoracique médiale

c) aisselle antérieure et postérieure

d) jonction thoraco-lombaire et partie inférieure de la cage thoracique

e) articulation claviculaire et gléno-humérale

f) poignet, main et doigts

g) orifice supérieur du thorax

## B. TECHNIQUES DE RELACHEMENT POUR L'EXTREMITE SUPERIEURE

### 1. RACHIS CERVICO-THORACIQUE

La séquence entière de relâchement ligamentaire myofascial du membre supérieur commence dans l'axe central du corps. On exerce des degrés de levier divers sur les régions cervicale et cervico-thoracique. On réalise cela par une induction passive de la flexion, de l'extension, de la latéroflexion et de la rotation par l'intermédiaire de la tête du patient. L'impact des leviers divers contrôlé à des niveaux inférieur successifs du rachis cervico-thoracique et des régions paravertébrales. Cette préparation initiale aide à réduire la tension sur l'ensemble des régions cervicale et thoracique qui peuvent contribuer à la restriction de mobilité au niveau du membre supérieur

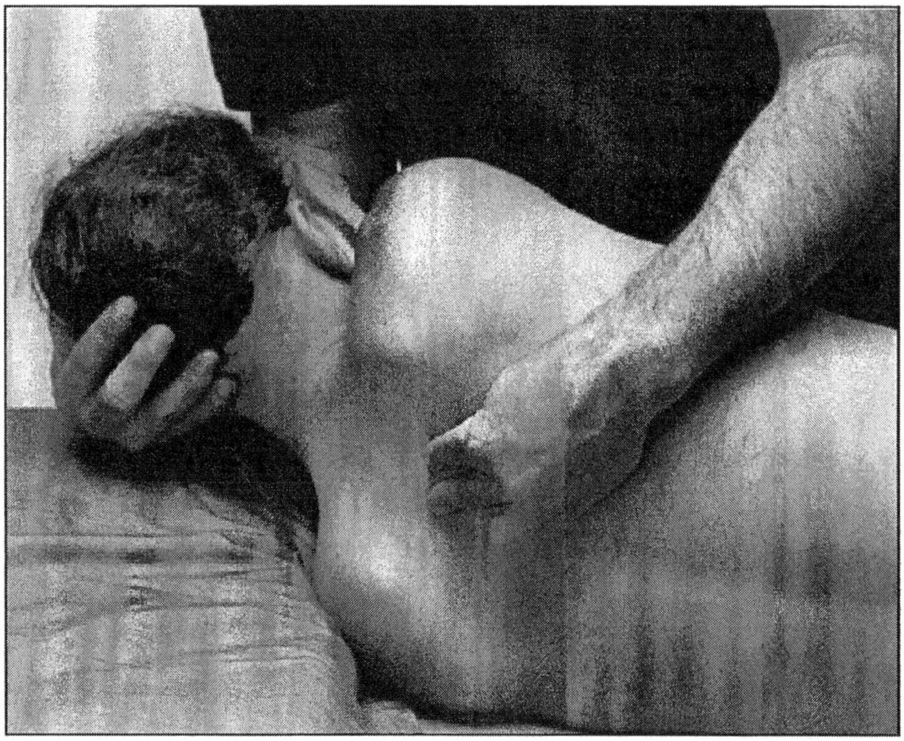

Traitement de la colonne cervico-thoracique

## 2. ARTICULATION SCAPULO-THORACIQUE MEDIALE

On repère et on isole l'omoplate en utilisant les doigts et les pouces des deux mains. On écarte les doigts étendus sur toute la hauteur du bord interne de l'omoplate et les pouces se placent le long du bord latéral. Le bras en abduction vient se placer sur l'avant-bras céphalique de l'opérateur. Le relâchement se fait en induisant un mouvement latéral, médial, céphalique, caudal, horaire et anti-horaire. On évalue la direction et la quantité de résistance dans chaque plan de mobilité. Un relâchement direct ou indirect, assisté par la respiration aide à mobiliser l'omoplate sur la partie postérieure du thorax

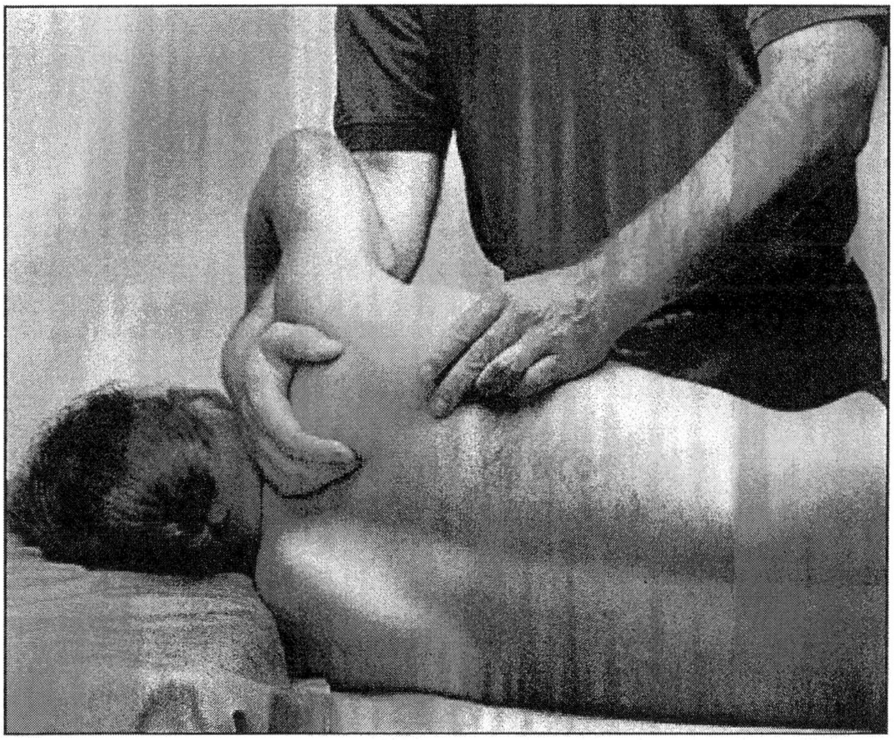

Traitement de l'articulation scapulothoracique médiale

### 3. PARTIE ANTERIEURE ET POSTERIEURE DE L'AISSELLE

L'opérateur dégage les tissus musculaires et fasciaux de la partie antérieure de l'aisselle, en relevant passivement les tissus musculaires et fasciaux de la région pectorale antérieure vers l'avant et en direction céphalique tout en introduisant un mouvement dans le bras en pronation du patient en direction postéro-latérale.

Pour la partie postérieure de l'aisselle, on dégage passivement les tissus musculaires et fasciaux en direction céphalique tout en dirigeant simultanément le membre supérieur de l'autre main en direction supérieure et médiale en supination de l'avant-bras. L'opérateur change de main en se déplaçant entre les deux positions de relâchement. Dans les deux cas, le bras du patient est relevé verticalement pour faciliter la décongestion axillaire. Le poignet du patient est mis en pronation pour faciliter le relâchement de la région pectorale et en supination pour faciliter le relâchement de la région axillaire postérieure.

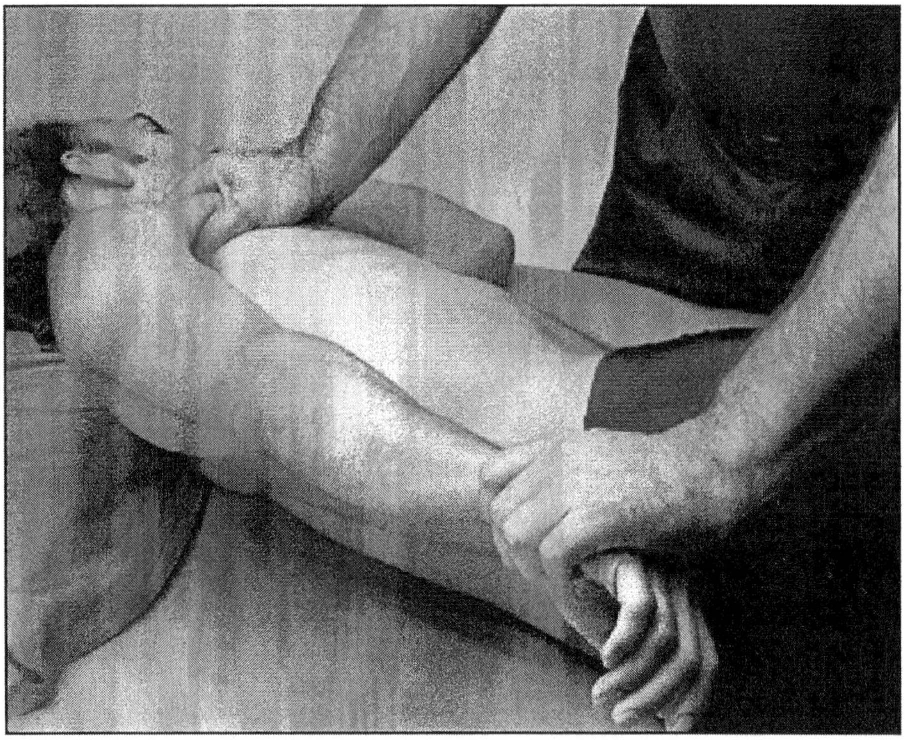

Traitement de la partie antérieure du creux axillaire

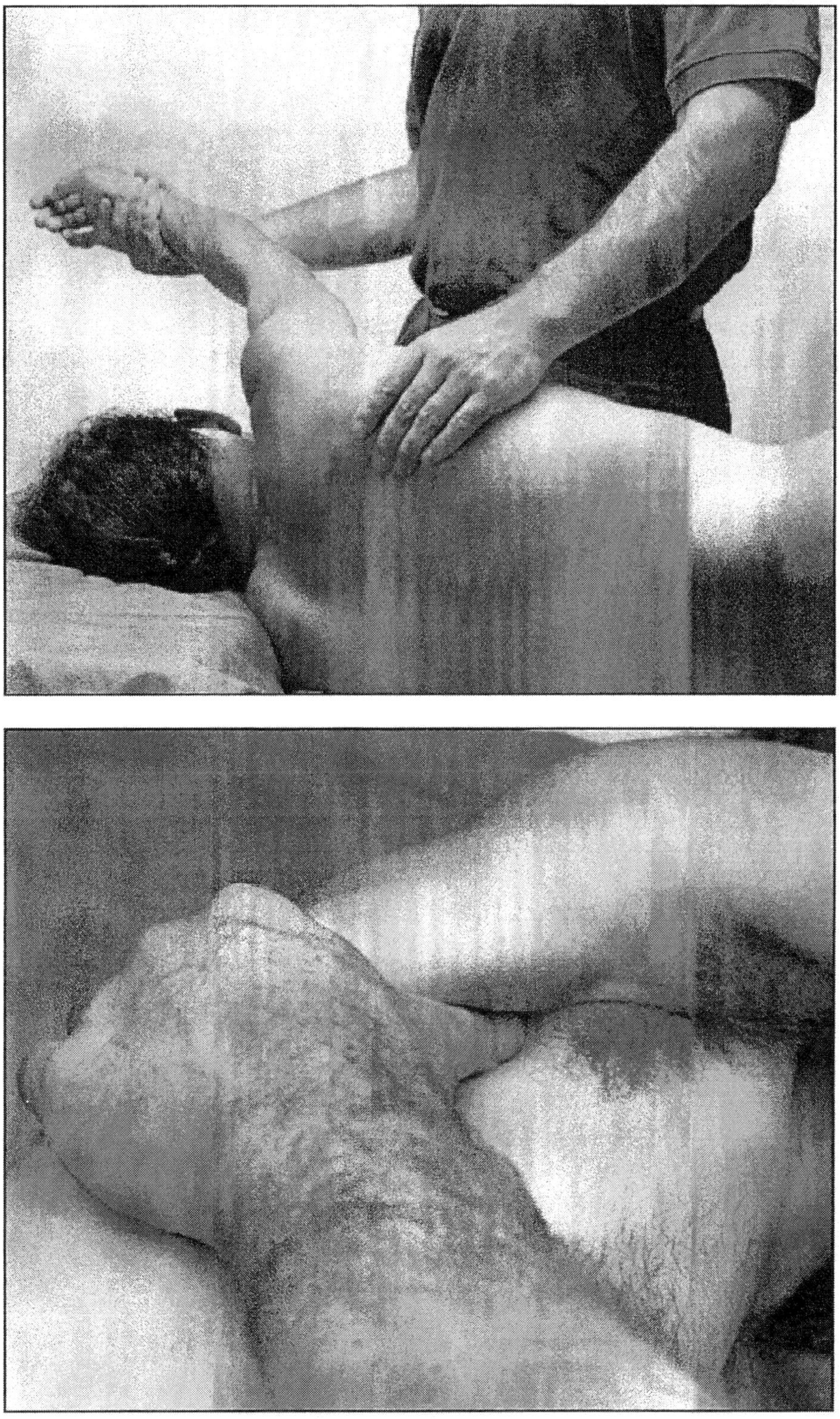

Traitement de la partie postérieure du creux axillaire

## 4. JONCTION THORACO-LOMBAIRE ET PARTIE INFERIEURE DE LA CAGE THORACIQUE

Cette technique consiste pour l'opérateur à soutenir le coude du patient d'une main et le poignet de l'autre. Dans ce cas et dans toutes les techniques suivantes, le point d'appui est constitué par les coudes en soutien des mouvements de l'extrémité supérieure du patient. L'extrémité supérieure en extension est ensuite amenée plus près du corps. Tandis que l'on amène le membre vers la partie postérieure du thorax, le maintien de la supination facilite le relâchement de la jonction thoraco-lombaire. Le patient assiste la manœuvre en inspirant. Une pronation maintenue, lors du rapprochement du membre de l'appendice xiphoïde facilite le relâchement myofascial le long de la partie basse de la cage thoracique. Le patient assiste la manœuvre en expirant. L'opérateur change de main entre les deux positions de relâchement. L'effet cumulatif de ces forces contribue à l'élargissement de l'ouverture inférieure du thorax ainsi qu'au relâchement ligamentaire de l'articulation du coude.

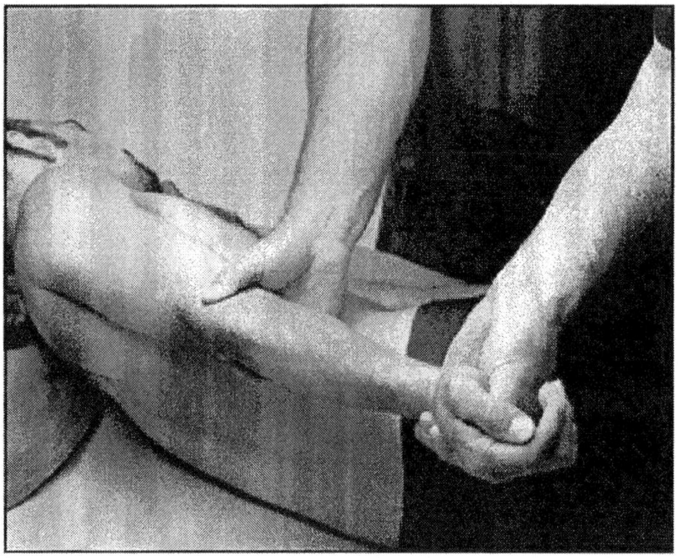

Traitement de la jonction thoraco-lombaire (supination)

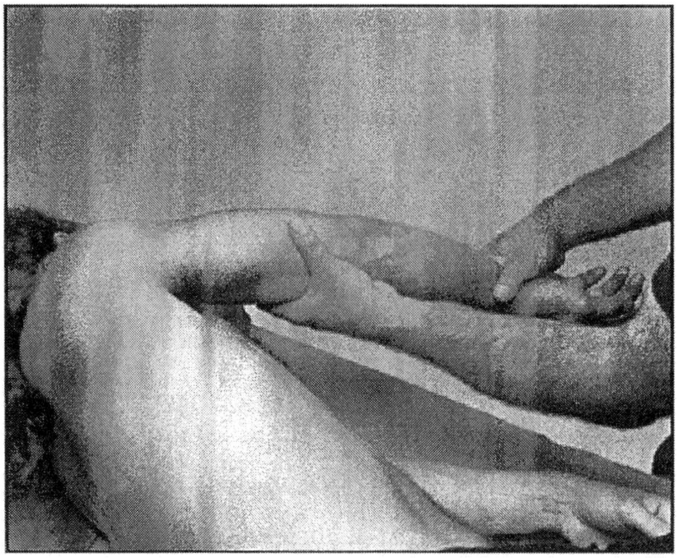

Traitement de la partie inférieure du gril costal (pronation)

# 5. ARTICULATIONS DE LA CLAVICULE ET GLENO-HUMERALE

Le relâchement de cette région s'obtient en répétant les mouvements décrits plus haut avec plus d'abduction, pour que les forces soient transmises à la partie distale de la clavicule et de la région gléno-humérale. On poursuit par une supination permanente en amenant le membre supérieur vers la partie postérieure de la cage thoracique, facilitant le relâchement de l'articulation acromio-claviculaire et de la région gléno-humérale. Le patient assiste la manœuvre par une inspiration. Une pronation soutenue en amenant le membre vers la région du manubrium facilite le relâchement de cette région et de l'articulation sterno-claviculaire. Le patient assiste la manœuvre par une expiration. On peut appliquer une traction supplémentaire en fléchissant le coude et en utilisant ce levier pour augmenter les forces de distraction dans les régions gléno-humérale et claviculaire.

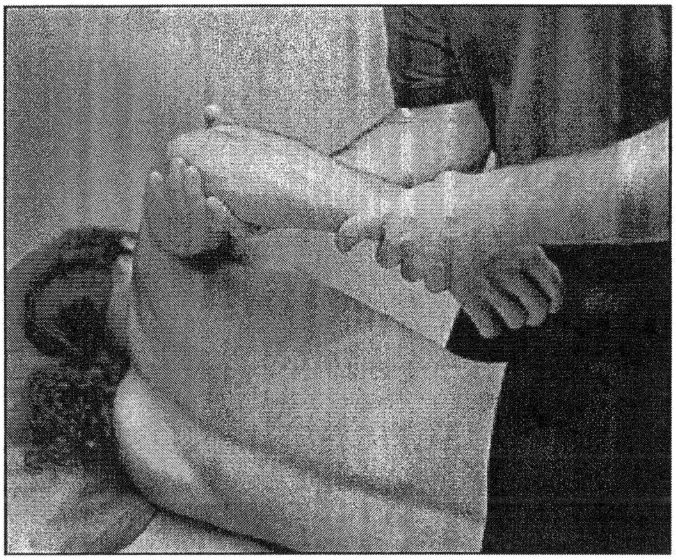

Traitement de la gléno-humerale (supination)

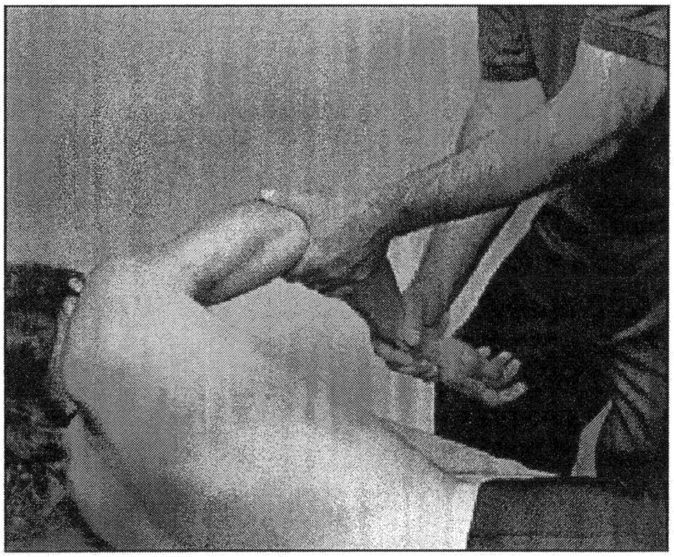

Traitement de la clavicule (pronation)

## 6. ARTICULATIONS DU POIGNET, DE LA MAIN ET DES DOIGTS

On procède en alternant supination et pronation de manière prolongée. Ceci facilite le relâchement de la tension myofascio-ligamentaire le long de la membrane interosseuse jusqu'au rétinaculum des fléchisseurs. En ajoutant une flexion et une extension alternée du poignet on facilite le traitement des dysfonctions articulaires des os du carpe. Le relâchement fascio-ligamentaire de la région palmaire précède le relâchement articulaire des petites articulations des doigts et du pouce. La séquence se fait du petit doigt vers le pouce. La sensation palpatoire de la réponse se note en association avec un mouvement qui s'éloigne ou qui se rapproche de la ligne médiane. Une fois notées, on oriente préférentiellement les directions d'aise vers les positions de relâchement pour chaque zone de dysfonction.

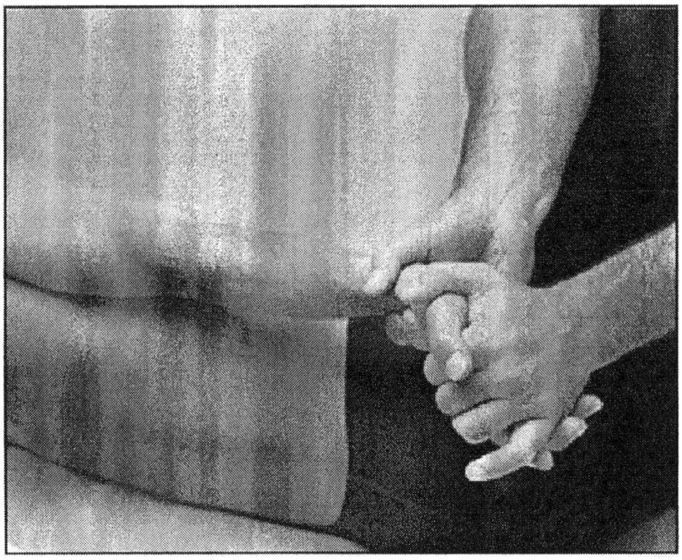

Traitement du poignet - phase de supination

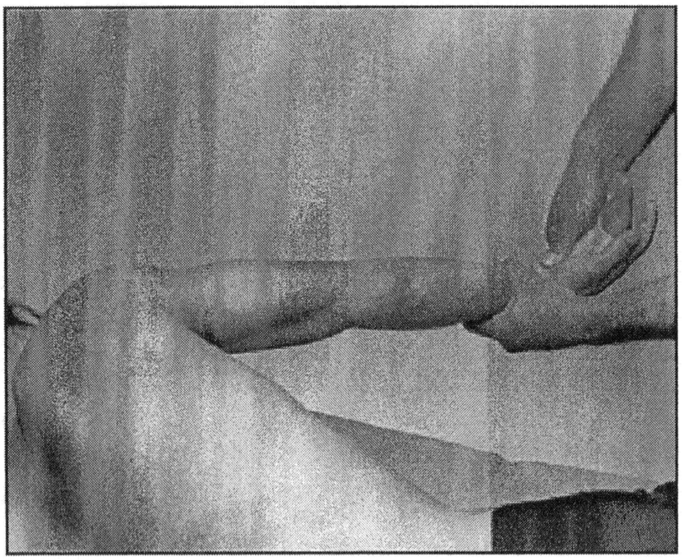

Traitement du poignet - phase de pronation

### 7. ORIFICE SUPERIEUR DU THORAX

On saisit la palmature du patient entre l'index et le pouce, le bras en extension. En acupuncture, il s'agit du point de Hoku (Colon 4).Une pronation-supination alternée soutenue facilite la diminution de la congestion de cette zone et contribue au relâchement de la jonction cervico-thoracique.

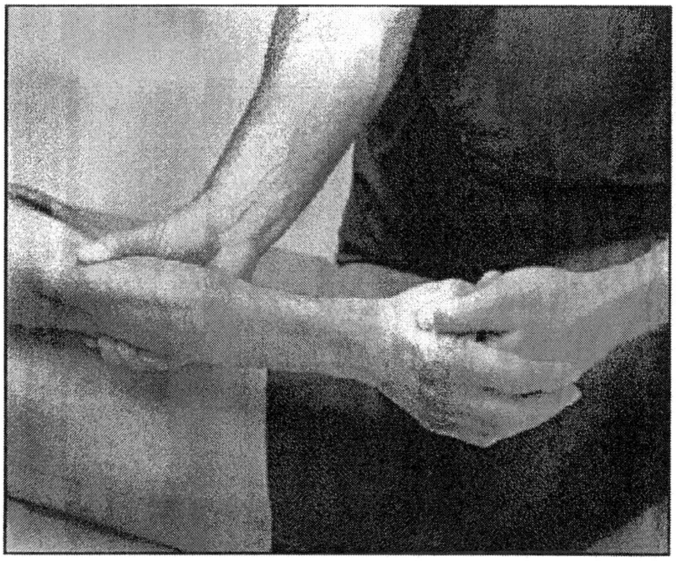

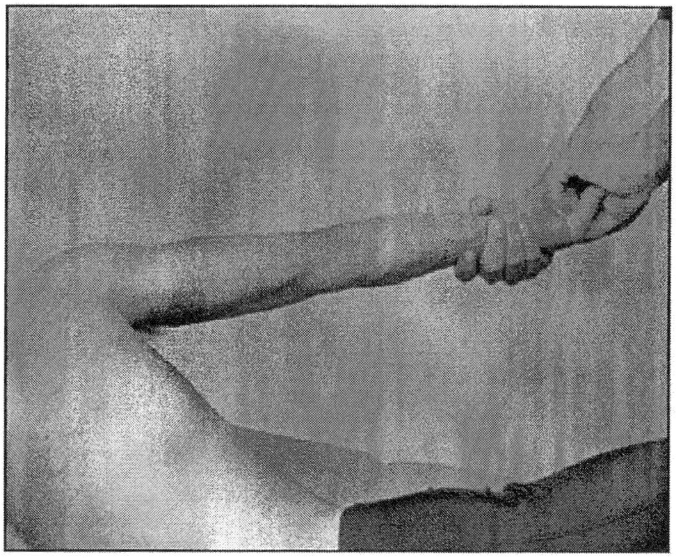

Traitement de l'orifice supérieur du thorax

# RELACHEMENT DU MEMBRE SUPERIEUR

Basé sur l'approche ostéopathique développée par Anthony Chila, D.O., F.A.A.O.

## A. CONSIDERATIONS GENERALES

1. L'application du relâchement myofascio-ligamentaire sera appliquée aux concepts de torsion, de traction, de levier et de rythme au niveau du membre inférieur.

2. Les interventions manipulatives par un médecin réalisant cette technique sont dirigées vers les régions suivantes du corps :

* Phase de valgus (abduction). On introduit les positions dans un processus thérapeutique où les régions de relâchement ligamentaire (aise) et de tension sont établies dans les structures appariées suivantes (zones d'aise/zones de tension)

- malléole médiale/latérale

- plan latéral du genou / plan médial

- partie médiale de la cuisse/TFL

- région inguinale/trochanter

* Phase de varus (adduction). On introduit les positions dans un processus thérapeutique où les régions de relâchement ligamentaire (aise) et de tension sont établies dans les structures appariées suivantes (zones d'aise/zones de tension)

- malléole latérale / médiale

- plan médial du genou / plan latéral

- TFL / partie médiale de la cuisse

- trochanter /région inguinale

# B. TECHNIQUES DE RELACHEMENT DU MEMBRE INFERIEUR

## 1. Considérations générales

Les techniques sont réalisées en décubitus, en choisissant le côté qui présente la tension la plus importante en réponse aux tests de débrouillage myofasciaux du membre inférieur. On utilise sélectivement la torsion, la traction et l'effet de levier en deux phases pour relâcher la dysfonction musculaire, du tissus conjonctif et articulaire. On établit le point d'appui par les deux coudes en soutenant les mouvements du pied, de la jambe et du genou.

## 1. Phase de valgus (abduction)

La plante du pied est mise en inversion et en flexion plantaire. On introduit une torsion entre la partie externe de la cheville et le genou. On augmente progressivement l'effet de torsion en déplaçant doucement le genou vers le dedans, vers la partie inférieure de l'abdomen, ce qui correspond à une abduction progressive du membre inférieur. La torsion va se ressentir dans la région malléolaire externe, le compartiment interne du genou, le TFL et la région trochantérienne. A l'inverse, il apparaîtra un relâchement fascial ligamentaire à la partie médiale de la cuisse et dans la région inguinale. On pourra ressentir un relâchement supplémentaire au niveau de la cheville et du genou en écartant graduellement le genou de la ligne médiane et en plaçant la hanche en extension, amenant le pied et la jambe en dessous du plan de la table.

Cette position permet plus facilement l'augmentation progressive de la flexion du genou avec relâchement supplémentaire de la jambe et de la cheville. Une fois cette phase achevée, en étend graduellement le membre inférieur et on le replace lentement sur la table.

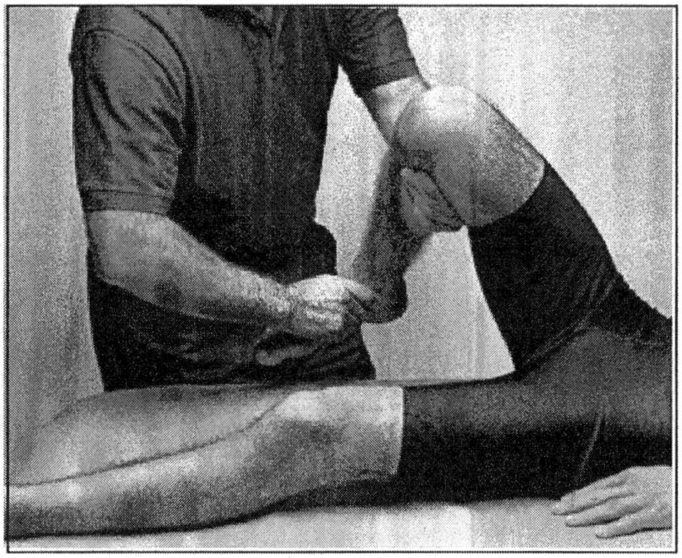

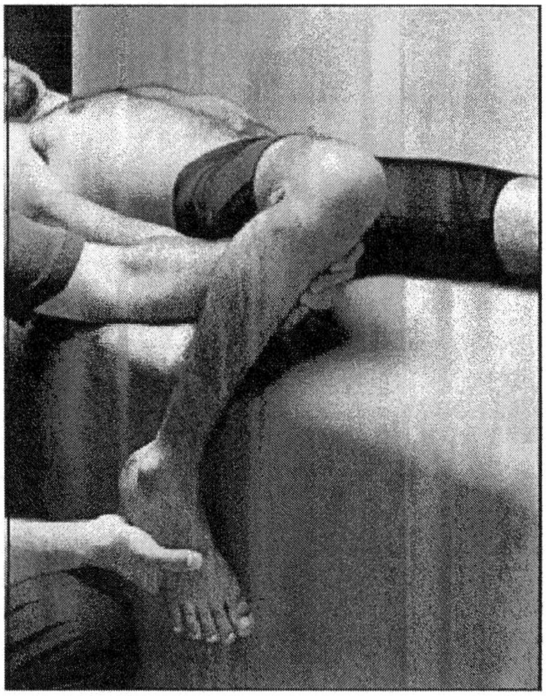

Traitement du membre inférieur - phase de valgus (abduction)

On peut obtenir un relâchement de l'arrière pied et de l'avant-pied ainsi que des éléments du tarse en plaçant la partie inférieure du bras et le coude en soutien sous la région poplitée en saisissant des deux mains les éléments en restriction de la cheville/du pied. On peut positionner les éléments en restriction dans la direction d'aise pour faciliter leur relâchement dans cette position.

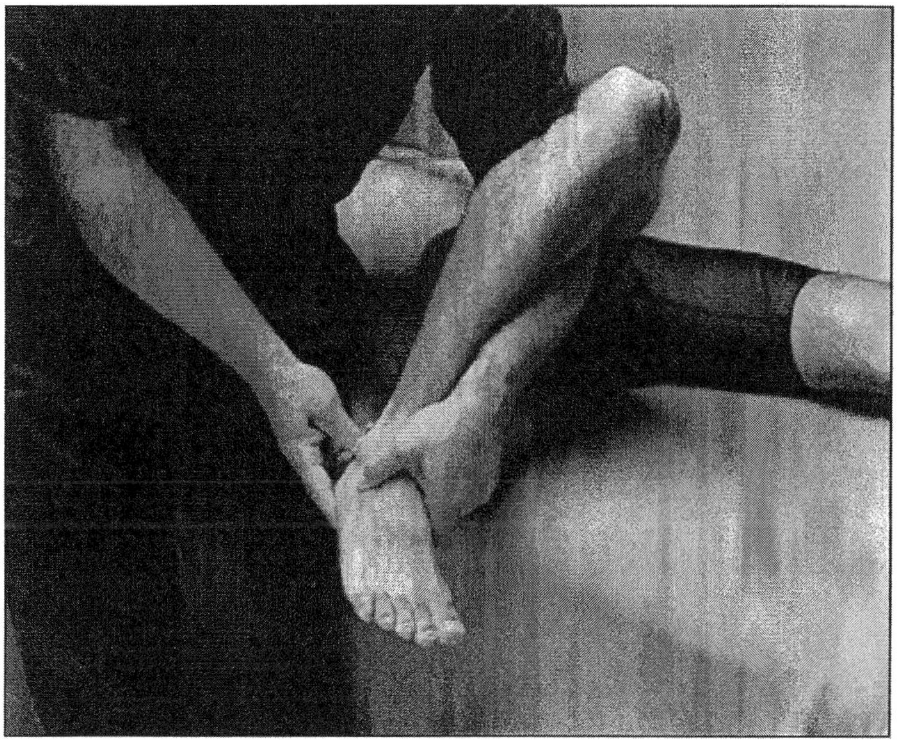

Traitement cheville/pied - phase de valgus

## 2. Phase de varus (adduction)

On fait une éversion et une flexion dorsale de la face plantaire du pied. On introduit une torsion entre la partie interne de la cheville et le genou. On augmente régulièrement l'effet de torsion en éloignant lentement le genou de la ligne médiane, ce qui entraîne une adduction progressive du membre inférieur et une abduction et une rotation externe des hanches. On rapproche progressivement le talon du pubis. La torsion va se ressentir dans la région malléolaire interne, le compartiment externe du genou, la région interne de la cuisse et la région inguinale. On notera un relâchement fascial ligamentaire dans la région malléolaire externe, le compartiment interne du genou, le TFL et la région trochantérienne. A la fin de cette phase, on étend graduellement le membre inférieur et on le replace doucement sur la table

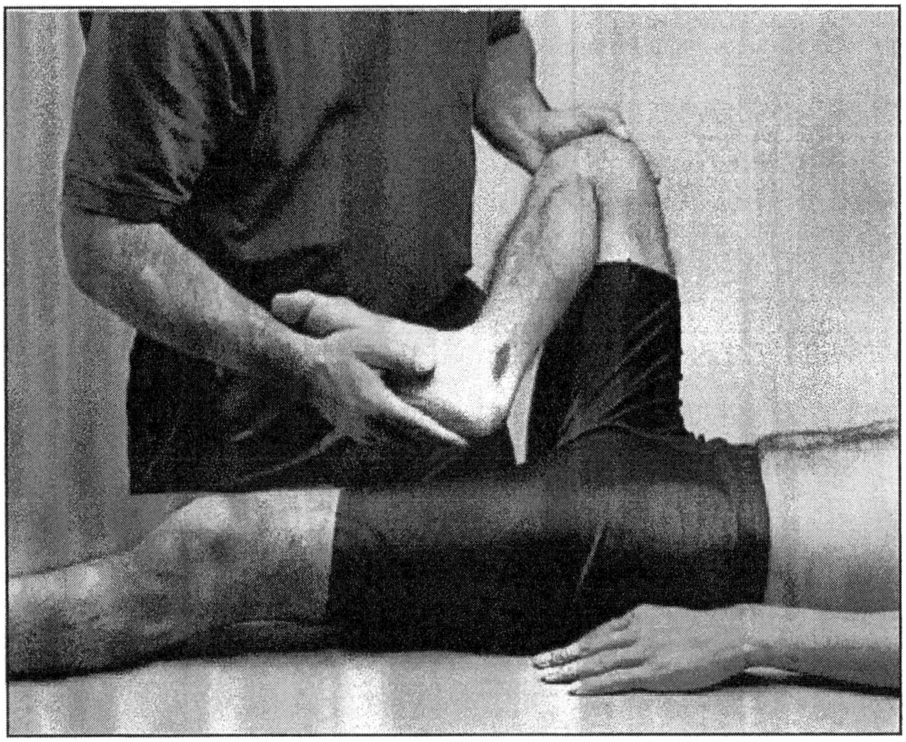

Traitement du membre inférieur - phase de varus (adduction)

En positionnant le coude fléchi dans la région poplitée on peut placer les mains en contact de la cheville et du pied. On peut ainsi contrôler le relâchement maximum des zones en restriction qui répondent à ce positionnement par une augmentation de l'aise

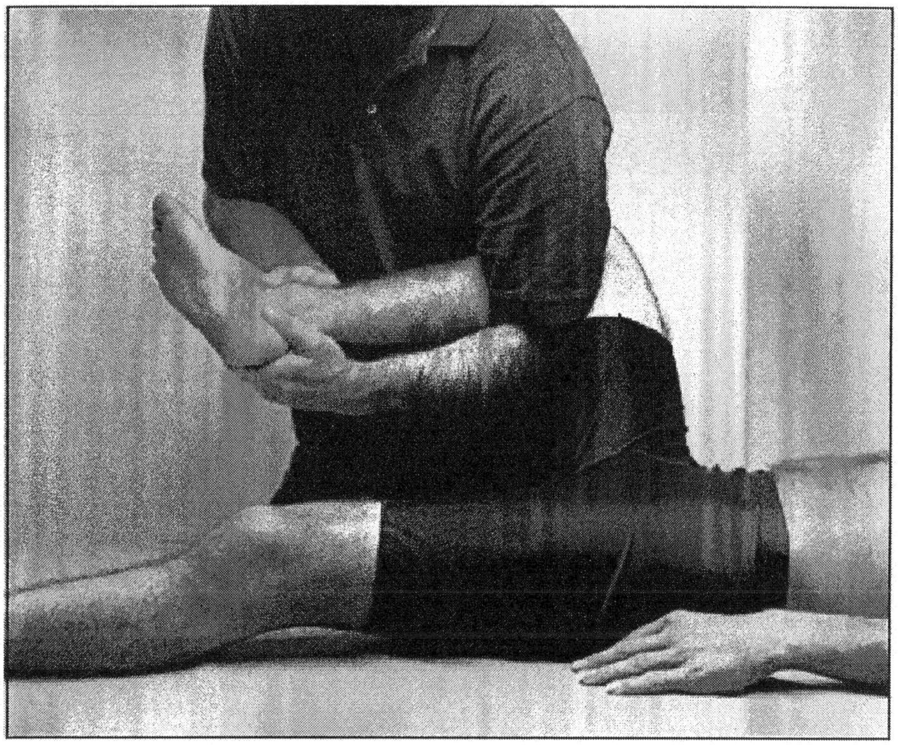

Traitement cheville/pied -phase de varus

# TECHNIQUES OSTEOPATHIQUES DE WILLIAM G. SUTHERLAND D.O.

## A. TECHNIQUES OSSEUSES

### 1. ARTICULATION CONDYLO-ATLOÏDIENNE

a. Les condyles de l'atlas convergent vers l'avant et le bas et s'incurvent en direction crânienne dans une position antérieure aux condyles occipitaux. Ils autorisent la flexion-extension de la tête lors du balancement vers l'avant et l'arrière des condyles dans les surfaces correspondantes de l'atlas.

b. On réalise la correction de la dysfonction en décubitus. L'opérateur place le bout de ses médius contre le tubercule postérieur de l'atlas et maintient l'atlas en avant en évitant son déplacement dorsal vers l'arrière avec les condyles lorsque le patient incline sa tête en avant, en évitant la flexion de la colonne cervicale. Ceci a pour effet de basculer l'occiput vers l'arrière dans les surfaces articulaires de l'atlas, dégageant les condyles occipitaux de la vertèbre et met en tension les ligaments. L'opérateur prend se met en contact de l'occiput par l'intermédiaire du bout de ses auriculaires pour permettre un positionnement de l'occiput (latéroflexion et rotation). Les articulations droite et gauche vont trouver un point d'équilibre entre eux, perceptible par l'opérateur comme un léger ressort ou une résistance élastique des ligaments. On maintient cette position tandis que le patient retient sa respiration soit en inspiration soit en expiration. Le relâchement de la fixation est souvent ressenti par les deux, le patient et l'opérateur, habituellement pendant les mouvements respiratoires juste avant que le patient ne doive reprendre sa respiration. Cette approche est efficace quelle que soit la nature de la dysfonction.

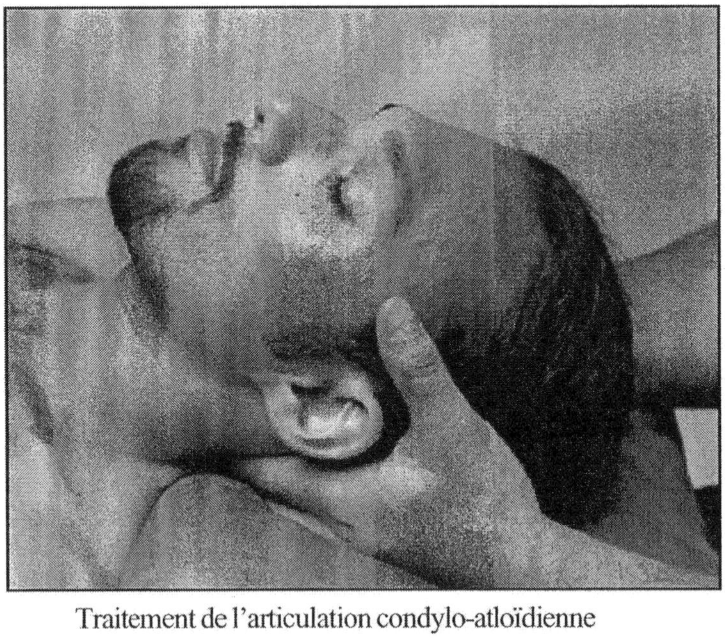

Traitement de l'articulation condylo-atloïdienne

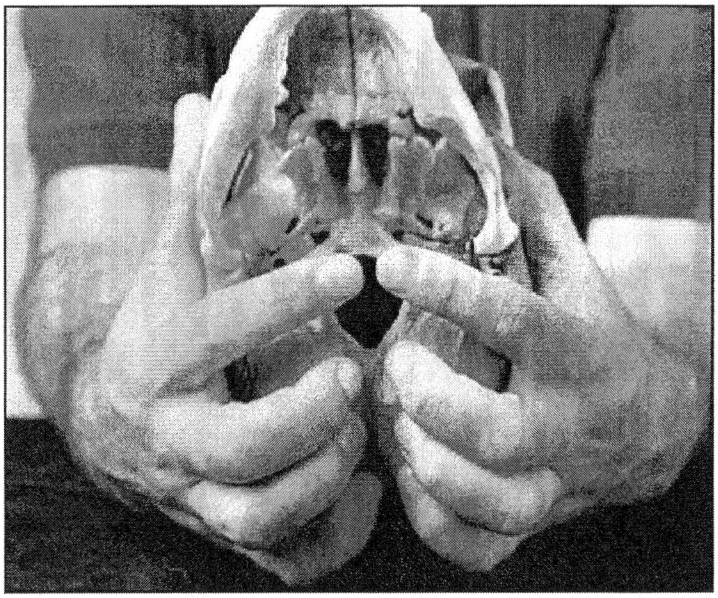

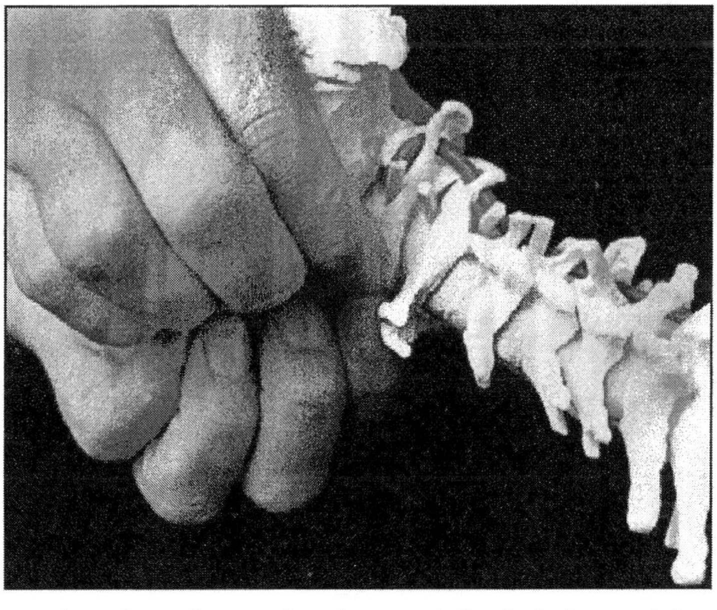

Position anatomique des mains pour le traitement de l'articulation condylo-atloïdienne

## 2. ARTICULATION COSTALE

Les dysfonctions costales sont considérées comme une contrainte articulaire de la capsule, des ligaments radiés et interarticulaires qui unissent la tête de la côte aux corps des vertèbres. Le diagnostic d'une dysfonction costale peut se faire en palpant avec douceur la face externe des côtes jusqu'à ce qu'on trouve une côte qui présente une diminution de compliance. On prend contact avec la face externe de la côte par les pouces et les faces antérieure et postérieure avec le bout des doigts. On réalise le testing pour déterminer si le côté bouge plus facilement en direction antérieure ou postérieure.

1. Pour une côte qui bouge plus facilement en position postérieure, l'opérateur va maintenir la tête du côté dans une position postérieure en demandant au patient de tourner doucement la tête dans la direction opposée. On lui demande d'inspirer et d'expirer et de retenir le mouvement respiratoire qui entraîne le relâchement le plus important de la côte. Des mouvements d'ajustement fin en flexion ou extension et latéroflexion peuvent venir optimiser le relâchement fascio-ligamentaire.

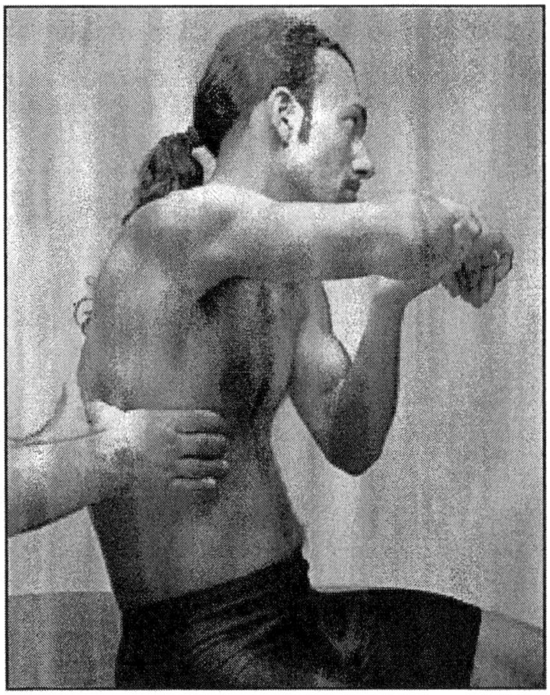

Position des mains pour le traitement d'une côte postérieure

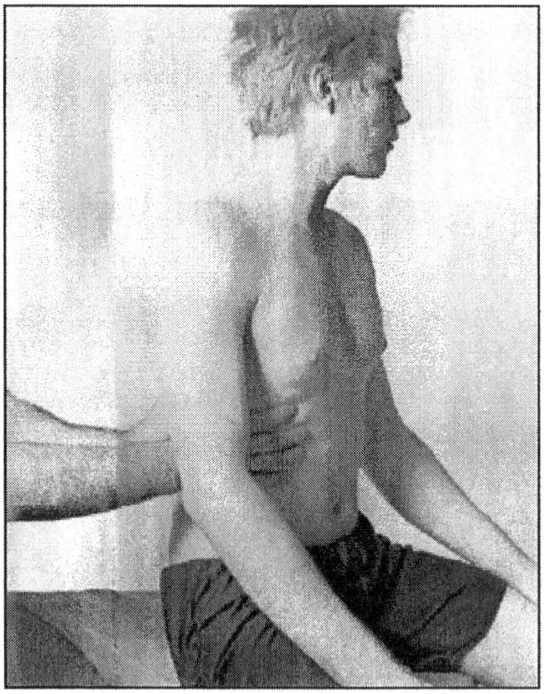

Traitement d'une côte postérieure

2. Pour une côte qui bouge plus facilement en position antérieure, l'opérateur va stabiliser la côte en avant tandis qu'on demande au patient de se tourner du même côté en s'aidant du temps respiratoire qui procure le relâchement le plus marqué. Un ajustement fin en flexion, extension et latéroflexion peut également venir faciliter le relâchement fascio-ligamentaire.

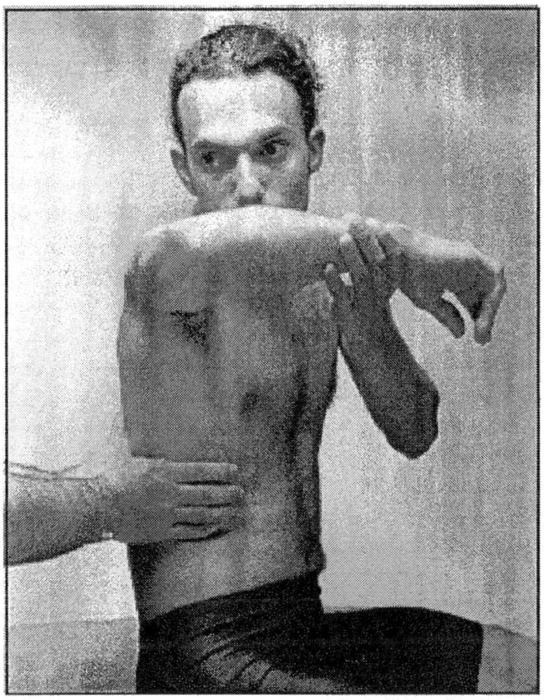

Position des mains pour le traitement d'une côte antérieure

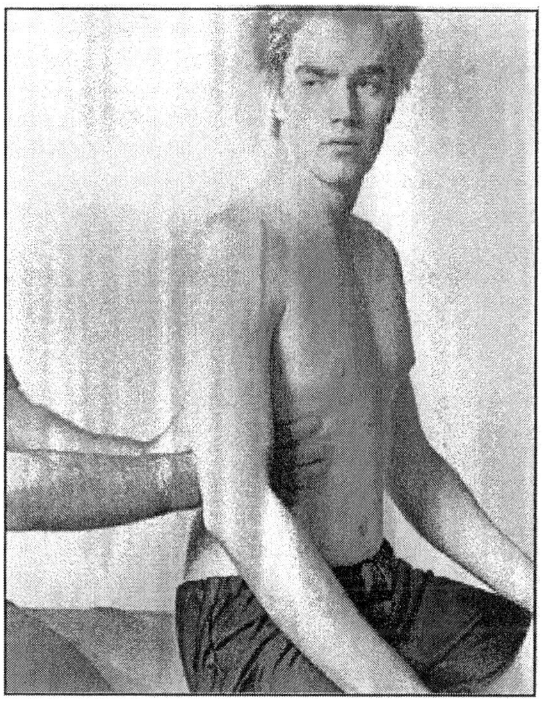

Traitement d'une côte antérieure

## 3. DYSFONCTION STERNALE INTRAOSSEUSE

a. Le fascia et les ligaments intrathoraciques ont des relations transversales entre les composants antérieurs et postérieurs de la cage thoracique. Les structures internes associées à ces fasciæ comprennent le cœur, les poumons, l'œsophage, la trachée et les grands vaisseaux. Le sternum est l'insertion commune de ces fasciæ en avant. Des conditions de stress se présentent souvent à ce niveau du fait des tensions ergonomiques et des déséquilibres du fonctionnement respiratoire. Des adhérences dues à des infections anciennes des poumons et autour des poumons peuvent aussi avoir une influence sur les tensions fasciales et la mobilité associée. Les dysfonctions costales doivent être prises en charge en premier pour avoir un meilleur accès à ces structures intrathoraciques profondes.

b. Patient assis, l'opérateur debout derrière lui, au contact d'une zone de tension sternale intraosseuse. En commençant par une compression entre le sternum et un contre appui thoracique postérieur, on introduit des mouvements passifs puis actifs par l'intermédiaire de la tête et du thorax du patient en appliquant soit une approche directe soit indirecte soit combinée. On doit utiliser des mouvements de translation antérieurs, postérieurs et latéraux pour contrôler et équilibrer la position du patient. On peut relever les bras du patient, ses mains derrière la tête tout en le penchant en arrière. On utilise aussi les mouvements respiratoires et il suivra un démêlage vers un point d'équilibre de tension.

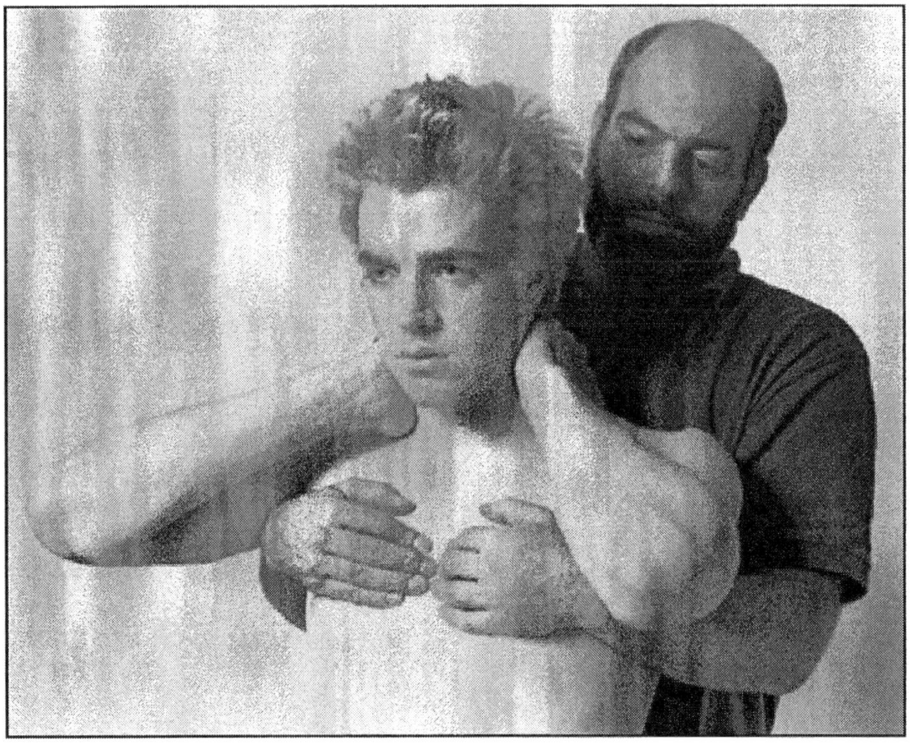

Traitement de la dysfonction sternale intraosseuse

# B. TECHNIQUES NON OSSEUSES

## 1. FASCIA CERVICAL ANTÉRIEUR

Le fascia cervical antérieur se fixe sur la base du crâne, la mandibule, l'hyoïde, l'omoplate, la clavicule et le sternum. Par l'intermédiaire du fascia pré-trachéal, il est connecté au péricarde fibreux et, par-là, au diaphragme. Il entoure le pharynx, le larynx et la thyroïde, forme la gaine carotidienne et, via le fascia pré-vertébral il est connecté à celui qui entoure la trachée et l'œsophage. Le fascia cervical antérieur, par conséquent, est concerné directement par le drainage lymphatique de la tête, du cou, du thorax et des membres supérieurs. Non seulement les mouvements volontaires mais aussi l'activité respiratoire est un facteur de cette fonction vitale du fascia, l'entraînant en avant en expiration et en arrière, le rapprochant du rachis durant l'inspiration.

Le « tirage » sur le fascia cervical s'élimine, le patient assis, en face de l'opérateur. Le corps du patient est fléchi la tête pendant vers l'avant. L'opérateur dirige ses pouces vers l'arrière et le bas au-dessus des clavicules juste en dahirs de l'insertion des SCM. Les bras placés en dehors de ceux de l'opérateur, le patient repose ses mains sur les épaules de l'opérateur et se laisse aller lentement vers l'avant. Ceci permet aux pouces de l'opérateur de s'avance dans la région médiastinale, juste en avant et de part et d'autre de la trachée. L'opérateur va remarquer une asymétrie de tension de ces tissus fasciaux et va demander au patient une latéroflexion et une rotation de manière à équilibrer la tension palpée. On peut demander au patient d'exécuter la phase respiratoire qui accentue le relâchement de ces tissus. Il rapproche suffisamment les pouces pour maintenir en douceur le fascia pré-trachéal tandis que le patient se lève lentement, le cou restant en flexion (en gardant le menton rentré). En même temps on demande au patient de relâcher sa respiration. Il n'est pas nécessaire d'aller très profondément dans le médiastin au risque de gêner le patient. Cette technique remonte le fascia et réduit le « tirage » occasionné par le contenu de la cage thoracique.

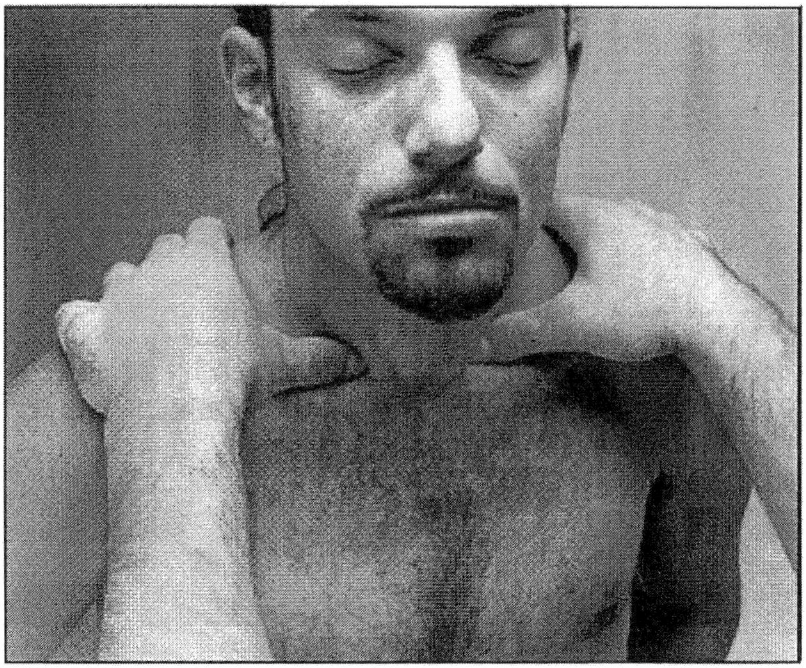

Position des mains pour le traitement du fascia cervical antérieur

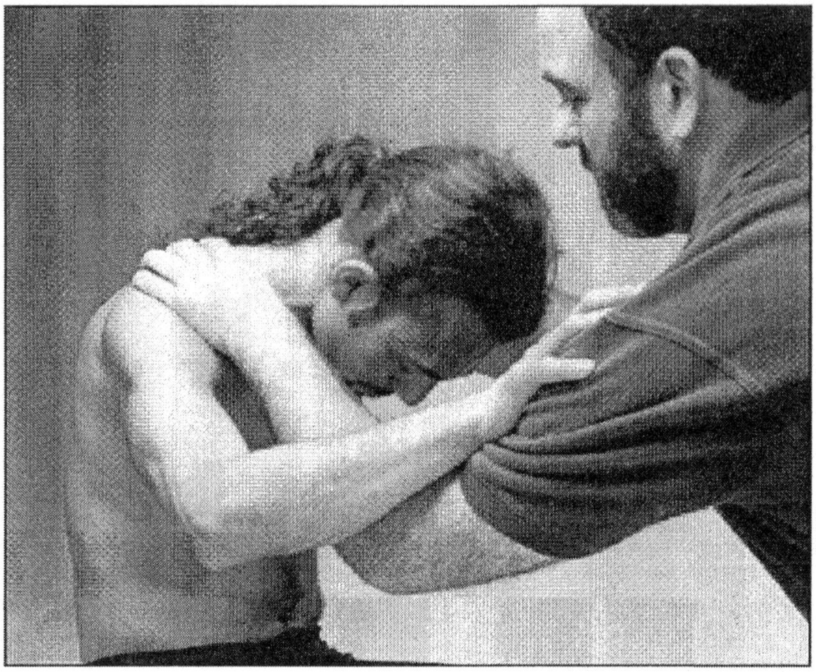

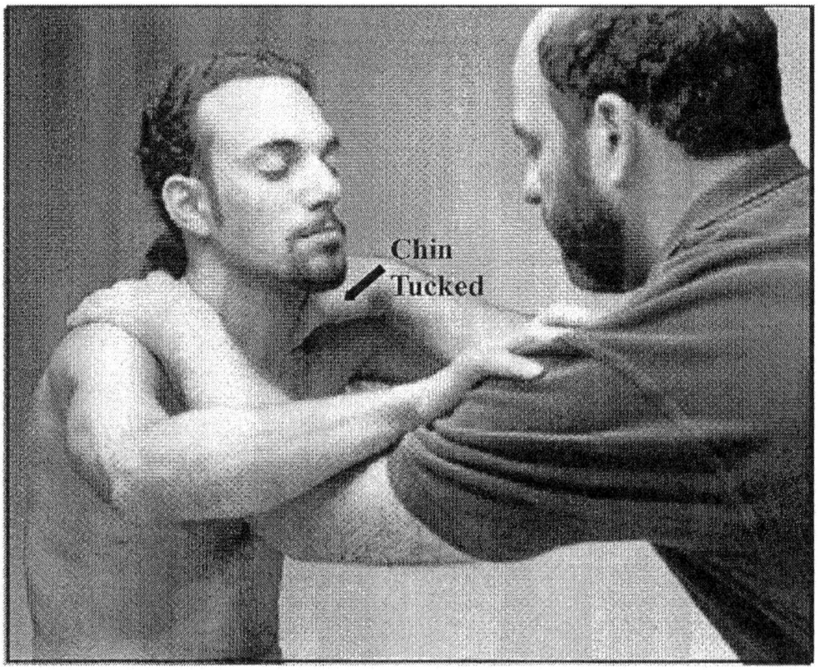


Traitement du fascia cervical antérieur

## 2. DIAPHRAGME

a. Du fait de ses relations, le diaphragme mérite une autre considération que celle d'un muscle uniquement respiratoire. Au-dessus, le péricarde y est fermement fixé et au-dessous, le péritoine et les grands vaisseaux et l'œsophage le traversent. Etant plutôt associé de près aux organes respiratoires, circulatoires et digestifs, il est important qu'il n'y ait pas de gêne à sa course. Cette éventualité est évitée par une traction de fascia abdominal et traitée par une technique dite de l'ascension du diaphragme. Le but est de tirer le diaphragme en direction céphalique, en élevant le plancher du thorax, en tirant vers le haut sur le contenu abdominal et en favorisant le drainage veineux et lymphatique de l'extrémité inférieure du corps. Les ptoses viscérales et même les hémorroïdes internes répondent à cette technique.

b. Le patient en décubitus, l'opérateur introduit la pointe de ses doigts sous les jonctions costo-chondrales. Si le tonus des insertions antérieures du diaphragme est vraiment important, on applique un relâchement spécifique (chapitre crânio-sacré 2e Partie). Si le contact est particulièrement douloureux, le patient place ses doigts sous les jonctions costo-chondrales et l'opérateur agit par l'intermédiaire des doigts du patient. A l'expiration, l'opérateur ascensionne le bord inférieur du thorax en direction céphalique et légèrement latérale. La progression obtenue est maintenue pendant l'inspiration et accentuée pendant la phase expiratoire. On demande au patient d'expirer immédiatement après l'inspiration sans retenir sa respiration. Après plusieurs cycles respiratoires il n'y a plus de progression vers le haut et on demande au patient d'expirer, de fermer sa gorge et de tenter de dilater la cage thoracique en rentrant son ventre (aspirant le contenu abdominal en direction du thorax). Il est nécessaire d'entraîner préalablement le patient à cette technique avant de l'appliquer pour s'assurer de la correction de son exécution.

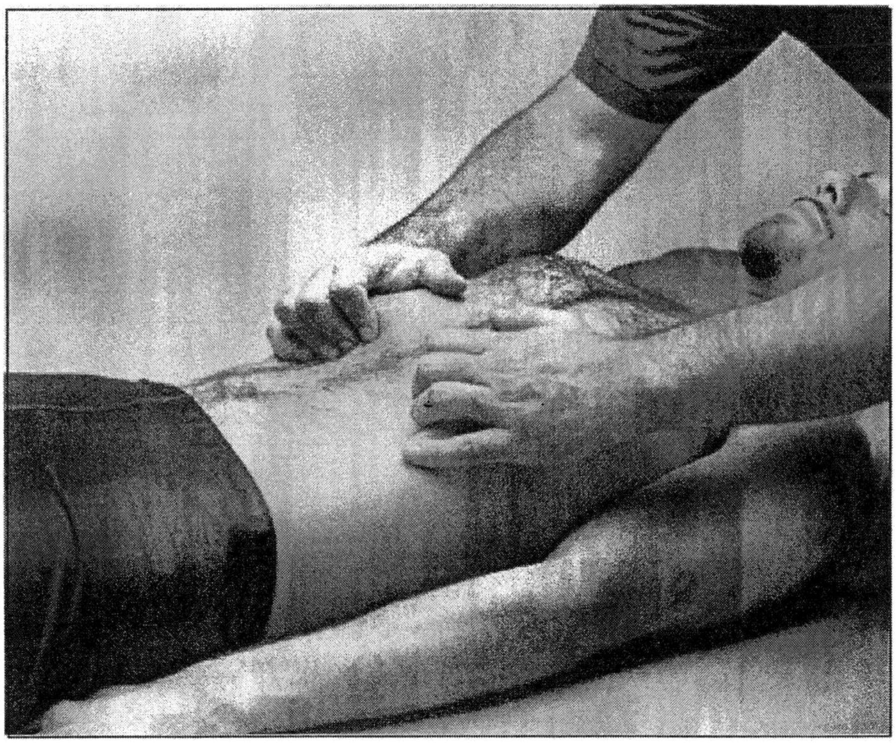

Traitement du diaphragme

## 3. ASCENSION PELVIENNE

Les connexions fasciales depuis le cou jusqu'au diaphragme ont été mentionnées. L'insertion directe du diaphragme sur le foie et les connexions avec l'estomac, le duodénum, le psoas et le péritoine complètent une chaîne qui regroupe les viscères tout le long du trajet jusqu'au pelvis. Le « tirage » fascial a une influence opposée sur le soutien et la fonction des organes et sur la circulation et le drainage de la partie inférieure du corps. L'aorte repose sur le corps des vertèbres et les piliers du diaphragme la croisent en avant. Ainsi le « tirage » sur les piliers a un effet de constriction sur l'aorte, exerçant une surcharge sur le cœur et prédisposant à l'insuffisance cardiaque.

Il existe une technique efficace pour réduire le tirage sur les fasciae en plaçant le patient en décubitus gauche. Les cuisses sont étendues ou légèrement fléchies dans la position dans laquelle le plancher pelvien est le plus relâché. L'opérateur se tient derrière le patient et commence à placer le bout des doigts en dedans de la tubérosité ischiatique droite, les remontant entre la membrane obturatrice et le rectum du patient pendant que celui-ci expire. Pendant l'inspiration, on maintient la position des doigts en douceur mais fermement les empêchant de revenir. Cette main peut être soutenue par l'autre main pour que les doigts puissent exercer un maintien régulier et pour noter avec plus de soin la résistance des tissus. Après plusieurs cycles de respiration profonde, on sent la résistance céder soudainement et les tissus remontent en avance sur les doigts.

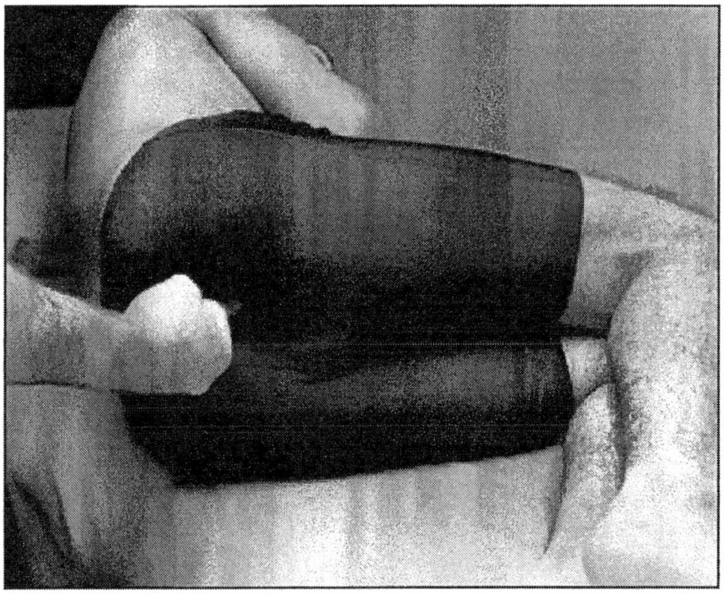

Traitement par ascension pelvienne

On peut adapter cette technique aux différents prolapsus pelviens qui sont contraints d'exercer un tirage sur le fascia et qui persistent partiellement car le soutien de cet intermédiaire a été réduit. On peut diriger les doigts en direction céphalique et médialement ou vers l'avant en direction du cæcum, de l'utérus, de la vessie ou de la prostate dans le but d'exercer des effets précis sur ces organes. Les patients trouveront cette approche plus facile et plus confortable qu'un traitement local. Si nécessaire, on peut appliquer cette technique du côté gauche du pelvis.

## 4. DRAINAGE POPLITÉ

On peut accélérer le mouvement des fluides depuis l'espace poplité et en dessous en écartant les tendons du biceps et du demi-tendineux juste au-dessus du genou. Le patient est en décubitus, le genou fléchi sur la table ou sur l'épaule de l'opérateur (pour un étirement complémentaire des ischio-jambiers). L'opérateur entoure le genou des deux mains, en utilisant le bout des doigts pour séparer les tendons. Le patient tire alternativement son talon en direction céphalique vers la table ou l'épaule de l'opérateur puis relâche. L'effort développé pour fléchir le genou tend à comprimer les tissus de l'espace poplité qui s'élargit quand le patient relâche sa jambe et que l'opérateur écarte les tendons. L'effet est celui d'un amplificateur de pompe dans le retour des fluides vers le cœur.

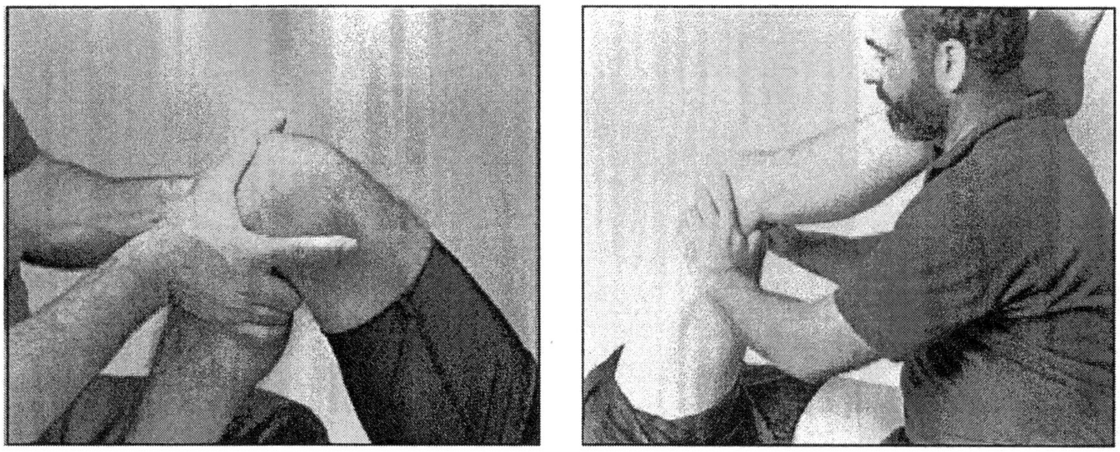

Techniques de drainage poplité

# RESOLUTION OSTEOPATHIQUE DES PROBLEMES CLINIQUES

L'approche ostéopathique du traitement prend en considération le patient dans son ensemble intégré avec une interaction dynamique entre la structure et la fonction. La résolution du problème commence par un interrogatoire détaillé et un examen physique pour prendre en compte toutes les étiologies possibles en rapport avec l'état de santé actuel du patient. D'un point de vue ostéopathique, les affections et les lésions anciennes laissent leur empreinte sur la structure et le fonctionnement du corps, rendant souvent le patient plus vulnérable à des problèmes ultérieurs. Un accouchement même eutocique est considéré comme un événement potentiellement "traumatique" dans l'histoire du patient.

Dans l'approche ostéopathique du traitement, les plaintes des patients sont évaluées indépendamment, l'une après l'autre et aussi par rapport à la structure et la fonction du patient. Cela exige un examen précis local mais aussi des structures plus distales à la recherche d'associations cliniques. Les structures distales peuvent avoir des associations qui peuvent être essentielles (causales) ou contributives avec la zone de plainte majeure du patient. De telles associations peuvent être liées mécaniquement (par exemple une tendinite), neurologiquement (par exemple une radiculopathie) ou viscéralement (par exemple une angine).
Par exemple, un problème d'épaule peut être dû à une lésion locale de la capsule ou des insertions myotendineuses ou à des problèmes plus distaux au niveau de la cage thoracique, de l'orifice supérieur du thorax, de la colonne cervicale, de la vésicule biliaire ou des extenseurs de hanche contro-latéraux. Un bon interrogatoire et un bon examen physique doivent servir à éliminer ces problèmes et d'autres problèmes potentiels et aider à localiser la nature clinique du symptôme qui motive la consultation médicale du patient.

La gestion des problèmes associés à la plainte qui motive la consultation médicale peut exiger une intervention ou une consultation spécialisée pour un traitement médical approprié comme une cholécystite aiguë ou une fracture de fatigue. Dans ces situations, le traitement ostéopathique peut aussi être utile en tant que soin complémentaire. Dans des nombreux cas, le diagnostic et le traitement ostéopathique seul sera efficace en abordant les divers aspects mécaniques, neurologiques et viscéraux et les interrelations associées au symptôme qui motive la consultation du patient.

## MATRICE OSTEOPATHIQUE DE RESOLUTION DES PROBLEME

Un examen de dépistage ostéopathique dans le but de déterminer les secteurs à problèmes du patient, doit comporter : 1) analyse de la marche et 2) tests régionaux pour évaluer les points de repère structurels, la résistance des tissus et la mobilité. En plus des évaluations neurologiques et orthopédiques standards, des tests ostéopathiques spécifiques doivent être effectués pour évaluer l'existence éventuelle de syndromes canalaires et de tension myofasciale/durale. On peut également incorporer les diverses approches pour localiser les secteurs de restriction primaire et les structures viscérales à savoir la palpation de la répercussion périphérique de l'impulsion rythmique crânienne (IRC) ou techniques d'écoute". En plus, des réflexes viscéro-somatiques ou réflexes de Chapman peuvent exister, signifiant aussi la présence d'influences viscérales au sein du système musculo-squelettique du patient.

L'examen ostéopathique approfondi et segmentaire localisent les problèmes à des secteurs spécifiques et définissent leurs caractéristiques structurelles et fonctionnelles pour que des mesures thérapeutiques spécifiques puissent être appliquées. La gestion du patient dans son ensemble exige la prise en compte de l'interrelation des divers problèmes identifiés, ainsi que l'émergence de tout risque potentiel pour la santé.

## Tableau 13 : EXAMEN DU PATIENT ADULTE

**TESTS DE DEPISTAGE** : pour localiser les problèmes au niveau régional

1. Analyse de la marche :
   - Pronation de l'avant pied
   - Eversion de la cheville
   - Rotation et extension du genou
   - Extension de hanche
   - Répartition de la charge au niveau pelvien/mobilité
   - Latéroflexion lombaire
   - Mobilité de la cage thoracique
   - Position de l'épaule
   - Oscillation des bras
   - Position de la tête

2. Repères statiques
   - Scoliose
   - Cyphose
   - Lordose
   - Tête
   - Epaule
     - Omoplate
     - Crête Iliaque
     - Trochanter
     - Pieds

3. Résistance tissulaire à la pression

4. Evaluation dynamique

**Debout**

- Bassin
  - Storck test
- Lombaires
  - Rotation
  - Latéroflexion
  - Flexion
- Extrémité inférieure
  - Déplacement de la hanche
  - Station monopodale
  - Extension du genou

**Assis**

- Membre supérieur
  - Avant-bras
  - Pronation
- Cage Thoracique
  - Latéroflexion
  - Rotation
  - Flexion / extension
- Colonne cervicale
  - Latéroflexion
  - Rotation
  - Flexion / extension

**Décubitus**

- Bassin
  - Test de traction
  - Bascule du pelvis
- Colonne Thoraco-lombaire
  - Test de redressement assis
- Tête et colonne cervicale
  - Ascension de la tête
  - Abduction de la mâchoire
  - Prise de voûte
- Extrémité supérieure
  - Abduction de l'épaule
- Extrémité Inférieure
  - Latéroflexion
- Cage thoracique
  - Mouvement respiratoire
  - Compliance sternale

**Procubitus**

- Bassin
  - Bascule sacrée
  - Extension de hanche
  - Rachis thoracique
  - Redressement

**Latérocubitus**

- Extrémité inférieure
  - Abduction de hanche

**TESTS APPROFONDIS** : pour la localisation segmentaire, les zones exactes de dysfonction

1."Ecoute" globale

2.Réflexions consécutives sur l'IRC périphérique jusqu'à la zone la plus proximale de fonctionnement asymétrique

3. Anomalies de texture tissulaire

| | |
|---|---|
| Humidité | Température |
| Dureté | Couleur |

**EVALUATION SEGMENTAIRE** : pour caractériser la dysfonction structurellement et fonctionnellement

| | | |
|---|---|---|
| Cheville/pied | Colonne lombaire | Sterno-claviculaire |
| Genou | Rachis thoracique | Acromio-claviculaire |
| Hanche/aine | Cage thoracique | Gléno-humérale |
| Bassin | Colonne cervicale | Coude |
| Sacrum. | Tête | Poignet/main |

# BIBLIOGRAPHIE

## Neuro Anatomic Relations

Burton H, Loewy AD, 1977, Projections to the spinal cord from the medullary somatosensory relay nuclei, J Comp Neurol, 173:773-792

Contreras RJ, Beckstead RM, Norgren R, 1982, The central projections of the trigeminal, facial, glossopharyngeal and vagus nerves: An autoradiographic study in the rat, J Autonomic Ner Sys, 6:303-322

Craig AD, 1978, Spinal and medullary input to the lateral cervical nucleus, J Comp Neurol, 181:729-744

Falls WM, Belt LA, Hruby RJ, 1997, Trigeminal efferent projections to sympathetic neurons in the rat...thoracic...spinal cord, AOA Research Conference 1997

Falls WM, Rice RE, Van Wagner JP, 1985, The dorsomedial portion trigeminal nucleus oralis (Vo) in the rat: Cytology and projections to the cerebellum, Somatosens Res, 3:89-118

Hayashi H., Sumino R, Sessle BJ, 1984, Functional organization of the trigeminal subnucleus interpolaris: Nociceptive and innocuous afferent inputs, projections to thalamus, cerebellum, and spinal cord, and descending modulation from periaqueductal gray, J Neurophysiol, 51:890-905

Matsushita M, Okado N, Ideda M, Hosoya LY, 1981, Descending projections from the spinal and mesencephalic nuclei of the trigeminal nerve to the spinal cord in the cat. A study with the horseradish perioxidase technique. J. Comp Neurol, 196:173-187

Millar J, 1979, Convergence of joint, cutaneous and muscle afferents onto cuneate neurons in the cat, Brain Research, 175:247-350

Peterson BW, Bilotto G. Goldberg J, Wilson VJ, 1981, Dynamics of vestibulo-ocular, vestibulo-collic, and cervicocollic reflexes, 1981, New York Academy of Sciences, pp 395-402

Rowe MJ, 1972, Responses of the trigeminal ganglion and brain stem neurons in the cat to mechanical and thermal stimulation of the face, Brain Res, 42:367-384

Ruggiero DA, Ross A., Reis DJ, 1981 Projections from the spinal trigeminal nucleus to the entire length of the spinal cord in the rat, Brain Res, 225:225-233

Sessle BJ, Greenwood LF, 1976, Inputs to trigeminal brain stem neurons from face, oral, tooth pulp and pharyngolaryngeal tissue, I. Responses to innocuous and noxious stimuli, Brain Res, 117:211-226

## **Neurosensory, Autonomic and Motor System Integration**


Burgess PR, Perl ER, 1973, Cutaneous mechanoreceptors and nociceptors, in: Iggo A, ed, Handbook of Sensory Physiology, Vol 2: Somatosensory System, New York, Springer, pp 29-78

Coderre TJ, Katz J, Vaccarino AL, et al: Contribution of central neuroplasticity to pathological pain: Review of clinical and experimental evidence. Pain 52:259-285, 1993

Earl E. The dual sensory role of muscle spindles. *Phys Ther J.* 1965; 45:4.

Greenman PE (ed): Concepts and Mechanisms of Neuromuscular Functions. Springer-Verlag, Berlin, 1984

Hubbard DR, Berkoff GM: Myofascial trigger points show spontaneous needle EMG activity. *Spine.* 1993;18(13):1803-1807.

Janda V. Muscles, central nervous motor regulation and back problems. In: The neurobiologic mechanisms in manipulative therapy. Korr IM, ed. New York: Plenum Press, 1978; 27-41.

Kandel ER, Schwartz JH, Jessell TM, 1991, The Brain Stem and Reticular Core: Integration of Sensory and Motor Systems, in Kandel ER, Schwartz JH, Jessell TM, eds, Principles of Neural Science, Elsevier, New York, London, Amsterdam, pp 681-730

Korr IM. Sustained sympathicotonia as a factor in disease. In: The neurobiologic mechanisms of manipulative therapy. New York: Plenum Press, 1978; 229-268.

Manni E, Palmieri G, Marini KR, 1971, Extraocular muscle proprioception and the descending trigeminal nucleus, 33:195-204

Northrup GW: The Physiological Basis of Osteopathic Medicine. Postgraduate Institute of Osteopathic Medicine and Surgery, New York, 1970

Patterson MM: Louisa Burns Memorial Lecture, 1980: the spinal cord-active processor not passive transmitter. J Am osteopath Assoc 80:210, 1980

Patterson MM: Neurophysiologic system: integration and disintegration. p. 137. In Ward R (ed): Foundations for Osteopathic Medicine. Williams & Wilkins, Baltimore, 1997

Patterson MM: The Central Connection: Somatovisceral/Viscerosomatic Interaction. American Academy of osteopathy, Indianapolis, 1992

Sato, A, 1989, Reflex modulation of visceral functions by somatic afferent activity, in: Patterson NM, Howell JN, eds, The Central Connection: Somatovisceral/Viscerosomatic Interaction, 1989 International Symposium, American Academy of Osteopathy, Indianapolis, pp 53-72

Schaible HG, Neugebauer V, Cervero F, Schmidt RF, 1991, Changes in tonic descending inhibition of spinal neurons with articular input during the development of acute arthritis in the cat.

Schmidt RF, 1973, Control of the access of afferent activity to somatosensory pathways, in: Iggo, ed, Somatosensory System, Handbook of Sensory Physiology, Vol 2, Springer, Heidelberg

VanBuskirk RL, 1990, Nociceptive reflexes and the somatic dysfunction: A Model, JAOA, 90:9:792-809

Willard FH: Autonomic nervous system. p. 53. In Ward R (ed): Foundations for Osteopathic Medicine. Williams & Wilkins, Baltimore, 1997

Wilson VJ, 1988, The tonic neck reflex: spinal circuitry, in, Peterson B,Richmond F; eds, Control of head movement, Oxford University Press, New York, Oxford, pp

Wilson, VJ. Inhibition in the central nervous system. *Sci Am.* 1966;5:102-108.

Zhu Y, Halderman S, Starr A, Seffinger MA, Su-Hwan S, 1993, Paraspinal Muscle evoked cerebral potentials in patients with unilateral back pain, Spine, 18:8:1096-1101

**Chemical and Mechanical Properties of Musculoskeletal System and Their Relation to Connective Tissues**

Abitbol, MM, Energy Storage in the Vertebral Columns. In: Second Interdisciplinary World Congress on Low Back Pain. The Integrated Function of the Lumbar Spine and Sacroiliac Joints. Vleeming A, Mooney V, Snijders C, Dorman T. (eds). San Diego, Nov 9-11, 1995, p. 257.

Adams MA, Dolan P, Hutton WC (1988). The lumbar spine in backward bending. Spine 13 9 1019-26.

Adams MA, Hutton WC (1980). The effect of posture on the role of the apophyseal joints in resisting intervertebral compressive force. J Bone Jt Surg 62-B 358-362.

Adams MA, McNally DM, Chinn H, Dolan P (1994). Posture and the compressive strength of the lumbar spine. International Society of Biomechanics Award Paper. Clin Biomech 9 5-14.

Adams, MA, Posture and Spinal Mechanisms During Lifting. In: Second Interdisciplinary World Congress on Low Back Pain. The Integrated Function of the Lumbar Spine and Sacroiliac Joints. Vleeming A, Mooney V, Snijders C, Dorman T. (eds). San Diego, Nov 9-11, 1995, p. 17.

Ahmed M, Bjurholm A, Kreicbergs A, Schultzberg M: Neuropeptide Y, tyrosine hydroxylase and vasoactive intestinal polypeptide-immunoreactive nerve fibers in the vertebral bodies, disc, dura mater, and spinal ligaments of the rat lumbar spine. Spine 18: 268-273, 1993.

Alexander, R.McN & Bennet-Clark, H.C. (1977) Storage of elastic strain energy in muscle and other tissues. Nature 265 : 114-117.

Alexander, R.McN., Dimery, N.J. & Ker, R.F. (1995) Elastic structures in the back and their role in galloping in some mammals. J. Zool., Lond. (A) 207 : 467-482.

Alexander, R-McN., Elasticity in Mammalian Backs. In: Second Interdisciplinary World Congress on Low Back Pain. The Integrated Function of the Lumbar Spine and Sacroiliac Joints. Vleeming A, Mooney V, Snijders C, Dorman T. (eds). San Diego, Nov 9-11, 1995, p. 7.

Aspden RM, Bornstein NH, Hukins DWL: Collagen organization in the interspinous ligament and its relationship to tissue function. J Anatomy 155: 141-151, 1987.

Basbaum AI, Levine JD: The contributions of the nervous system to inflammation and inflammatory disease. Can J. Physiol. Pharmacol. 69: 647-651, 1991.

Bennett, M.B., Ker, R.F. & Alexander, R.McN. (1987) Elastic properties of structures in the tails of cetaceans (Phocaena and Lagenorhynchus) and their effect on the energy cost of swimming. J. Zool. Lond. 211 : 177-192.

Blickhan, R. & Cheng, J.-Y. (1994) Energy storage by elastic mechanisms in the tail of large swimmers - a re-evaluation. J. Theor. Biol. 168 : 315-336.

Bogduk N, Macintosh JE, Pearcy MJ (1992). A universal model of the lumbar back muscles in the upright position. Spine 17 8 897-913.

Crisco JJ, Panjabi MM: The intersegmental and multisegmental muscles of the lumbar spine: a biomechanical model comparing lateral stabilizing potential. Spine 16: 793-799, 1991.

Dolan P, Adams MA, Hutton WC (1988). Commonly adopted postures and their effect on the lumbar spine. Spine 13 197-201.

Dolan P, Earley M, Adams MA (1994). Bending and compressive stresses acting on the lumbar spine during lifting activities. J Biomech 27 1237-1248.

Dolan P, Mannion AF, Adams MA (1994). Passive tissues help the back muscles to generate extensor moments during lifting. J Biomech 27 1077-1085.

Dorman, T. (1992) Storage and release of elastic energy in the pelvis: dysfunction, diagnosis and treatment. J. orthopaed. Med. 14 : 54-62.

Dunn, MG, Silver FH. Viscoelastic behavior of human connective tissues: relative contribution of viscous and elastic components. Connect Tissue Res 1983;12

Floyd WF, Silver PHS (1955). The functions of the erectores spinae muscles in certain movements and postures in man. J. Physiol. 129 184-203.

Gál, J.M. (1992) Spinal flexion and locomotor energetics in kangaroo, monkey, and tiger. Can J. Zool. 70 : 2444-2451.

Gál, J.M. (1993a) Mammalian spinal biomechanics. I. Static and dynamic mechanical properties of intact intervertebral joints. J. exp. Biol. 174 : 247-280.

Gál, J.M. (1993b) Mammalian spinal biomechanics. II. Intevertebral lesion experiments and mechanisms of bending resistance. J. exp. Biol. 174 : 281-297.

Gracovetsky, S, Farfan HF, Lamy C. The mechanism of the lumbar spine. Spine 6:249-262, 1981.

Gracovetsky, SA. Locomotion. Linking the Spinal Engine with the Legs. In: Second Interdisciplinary World Congress on Low Back Pain. The Integrated Function of the Lumbar Spine and Sacroiliac Joints. Vleeming A, Mooney V, Snijders C, Dorman T. (eds). San Diego, Nov 9-11, 1995, p. 169.

Hoyt, D.F. & Taylor, C.R. (1981) Gaits and the energetics of locomotion in horses. Nature 292 : 239-240.

Hubbard RP, Mechanical Behavior of Connective Tissue. In Concepts and Mechanisms of Neuromuscular Functions (ed) PE Greenman Springer Neulog 1984; 47-54.

Jonsson Jr H, et al, Findings and outcome in whiplash-type neck distortions, Spine, 19:2733-2743, 1994.

Katake K (1961). Studies on the strength of human skeletal muscles. J Kyoto Pref Med Univ 69 463-483.

Ker, R.F., Bennett, M.B., Bibby, S.R., Kester, R.C. & Alexander, R.McN. (1987) The spring in the arch of the human foot. Nature 325 : 147-149.

Levine J, Collier DH, Basbaum AI, Moskowitz MA, Helms CA: Hypothesis: the nervous system may contribute to the pathophysiology of rheumatoid artritis. J. Rheumatol. 12: 406-411, 1985.

Macintosh J, Bogduk N: The biomechanics of the lumbar multifidus. Clin. Biomech. 1: 205-213, 1986.

MacIntosh JE, Bogduk N, Pearcy MJ (1993). The effects of flexion on the geometry and actions of the lumbar erector spinae. Spine 18 884-93.

McGill SM, Patt N, Norman RW (1988). Measurement of the trunk musculature of active males using CT scan radiography: implications for force and moment generating capacity about the L4/L5 joint. J Biomech 21 4 329-41.

Mense, Siegfried, Pathophysiologic Basis of Muscle Pain Syndromes. 1997 PM & R Clinics 8:1;23-53.

Myklebust JB, Pintar F, Yoganandan N, Cusick JF et al (1988). Tensile strength of spinal ligaments. Spine 13 526-531.

Page LE. The role of fasciae in the maintenance of structural integrity. Newark, OH: American Academy of Osteopathy Yearbook, 1952; 70-73.

Panjabi MM, White AA. In White, AA, Panjabi,MM (eds): Clinical Biomechanics of the Spine. Philadelphia, J.B. Lippincott Company, 1990.

Portanova R: Endocrine system and body unity: osteopathic principles at a chemical level. p. 83. In Ward R (ed): Foundations for Osteopathic Medicine. Williams & Wilkins, Baltimore, 1997.

Potvin JR, Norman RW, McGill SM (1991). Reduction in anterior shear forces on the L4/L5 disc by the lumbar musculature. Clin Biomech 6 88-96.

Pursloe PP (1989). Strain-induced reorientation of an intramuscular connective tissue network: implications for passive muscle elasticity. J Biomech 22 21-31.

Selye, H: The stress of life. Mc-Graw Hill Book Co., New York, 1956.

Smeathers, J.E. & Joanes, D.N. (1988) Dynamic compression properties of human intervertebral joints: a comparison between fresh and thawed specimens. J. Biomechan. 21 : 425-433.

Snijders CJ, Vleeming A, Stoeckart R: Transfer of lumbosacral load to iliac bones and legs. Part I: Biomechanics of self-bracing of the sacroiliac joints and its significance for treatment and exercise. Clin. Biomech. 8: 285-294, 1993a.

Snijders, CJ, Biomechanics of Sacroiliac Joint Stability; Validation Experiments on the Concept of Self-Locking. In: Second Interdisciplinary World Congress on Low Back Pain. The Integrated Function of the Lumbar Spine and Sacroiliac Joints. Vleeming A, Mooney V, Snijders C, Dorman T. (eds). San Diego, Nov 9-11, 1995, p. 75.

Taylor RB, Bioenergetics of Man, AAO Yearbook. 1958: 91-96.

Viidik A, Adaptability of connective tissue. In: Biochemistry of exercise VI. Saltin B, ed. Champaign: Human Kinetics Publishers, 1986; 545-562.

Viidik A. Interdependence between structure and function in collagenous tissues. In: Biology of collagen. Viidik A, Vuust J, (eds) New York: Academic Press, Harcourt, Brace, Jovanovich, 1985; 2 56-562.

Vleeming A, et al. Relations between form and function in the sacroiliac joint: Part II: biomechanical aspects. Spine 1990; 15:133-136.

Vleeming A, Stoeckart R, Snijders CJ: The sacrotuberous ligament: a conceptual approach to its dynamic role in stabilizing the sacroiliac joint. Clin. Biomech. 4: 201-203, 1989a.

Vleeming A, Van Wingerdan JP, Snijders CJ, Stoeckart R, Stijnen T: Load application to the sacrotuberous ligament; influences on sacroiliac joint mechanics. Clin. Biomech. 4: 204-209, 1989b.

Willard FH: Neuroendocrine, immune system, and homeostatis. p. 107. In Ward R (ed): Foundations for Osteopathic Medicine. Williams & Wilkins, Baltimore, 1997.

Willard FH: Nociception and the neuroendocrine immune connection. In Proceedings of the 1991 American Academy of Osteopathy International Symposium. University Classics Ltd, Athens, OH, 1991.

Yamashita T, Cavanaugh JM, El-Bohy AA, Getchell TV, King Al Mechanosensitive afferent units in the lumbar facet joint. J Bone Joint Surg (Am) 72-A: 865-870, 1990.

**Functional Anatomy of Myofascial and Fascial-ligamentous Tissues**

Alaranta H, Tallroth K, Soukla A, Heliovaara M (1993): Fat content of lumbar extensor muscles and low back disability: A radiographic and clinical comparison. *Journal of Spinal Disorders* 6(2): 137-140.

Bagnall KM, et al. The histochemical composition of vertebral muscle. Spine 1984; 9:470-473.

Bagnall KM, Ford DM, McFadden KD, Greenhill BJ and Raso VJ (1984): The histochemical composition of human vertebral muscle. *Spine* 9: 470-473.

Becker RF. The meaning of fascia and fascial continuity. *Osteopath Am.* 1975;3:8-32.

Bogduk, N, Twomey LT: Clinical Anatomy of the Lumbar Spine. 2nd edition. Melbourne, Churchill Livingstone, 1991.

Bogduk, N: A reappraisal of the anatomy of the human lumbar erector spinae. J. Anat. 131: 525-540, 1980.

Bogduk, N: The Applied Anatomy of the Thoracolumbar Fascia. Spine 1984; 9:2, 169-170.

Cathie, A.G. American Academy of Osteopathy Year Book 1977. Fascia of the body in relation to function and manipulative therapy. 1974:81.

Cathie, A.G. American Academy of Osteopathy Year Book 1977. Fascia, considerations of, and its relation to disease of the musculoskeletal system. 1974:85.

Cooper RG, Clair Forbes WST, Jayson MIV (1992): Radiographic demonstration of paraspinal muscle wasting in patients with chronic low back pain. *British Journal of Rheumatology* 31: 389-394.

Dananberg, HJ, The action of Lower Extremity and its Relationship to Lumbo-Sacral Function. In: Second Interdisciplinary World Congress on Low Back Pain: The Integrated Function of the Lumbar Spine and Sacroiliac Joints. San Diego, November 9-11, 1995, p. 461.

Erlingheuser, R.F.: The circulation of the cerebrospinal fluid through the connective tissue system. In Academy of Applied Osteopathy year book 1959.

Hanson P, Sonesson B: The anatomy of the iliolumbar ligament. Arch Phys Med Rehabil 75: 1245-1246, 1994.

Heylings DJA: Supraspinous and interspinous ligaments of the human lumbar spine. J. Anat. 125: 127-131, 1978.

Hukins DWL, Kirby MC, Sikoryn TA, Aspden RM, Cox AJ: Comparison of structure, mechanical properties, and function of lumbar spinal ligaments. Spine 15: 787-795.

Korkala O, Gronblad M, et al., Immunohistochemical Demonstration of Nociceptors in the Ligamentous Structure of the Lumbar Spine. Spine, Vol. 10, No. 2, Mar. 85, pp 156-157.

Korkala O, Gronblad M, Liesi P, Karaharju E: Immunohistochemical demonstration of nociceptors in the ligamentous structures of the lumbar spine. Spine 10: 156-157, 1985.

Luk KDK, Ho HC, Leong JCY: The iliolumbar ligament a study of its anatomy development and clinical significance. J. Bone Joint Surg. 68B: 197-200, 1986.

Page, L. E.: The role of the fasciae in the maintenance of structural integrity. In Academy of Applied Osteopathy year book 1952, p. 70.

Ramsey RH: The anatomy of the ligamenta flava. Clin. Orthped. Rel. Res. 44: 129-140, 1966.

Sapega, AA. Biophysical Factors in Range-of-Motion Exercise. In: The Physician and Sports Medicine, Vol. 9, No. 12, December 1981.

Snyder, G.E.: Embryology and physiology of fascia. J. Osteopath Cranial Ass., pp. 4-15, 1954.

Snyder, G.E.: Fasciae - Applied anatomy and physiology. In Academy of Applied Osteopathy year book 1956, p. 66.

Taylor JR and Twomey LT (1993): Acute injuries to cervical joints: an autopsy study of neck sprain. *Spine* 18:9:1115-1122.

Tesh KM, Shaw Dunn J, Evans JH (1987). The abdominal muscles and vertebral stability. Spine 12 501-508.

Tracy MF, Gibson MJ, Szpryt EP, Rutherford A, Corlett EN (1989). The geometry of the muscles of the lumbar spine determined by magnetic resonance imaging. Spine 14 186-193.

Tveit P, Daggfeldt K, Hetland S, Thorstensson A (1994). Erector spinae lever arm length variations with changes in spinal curvature. Spine 19 2 199-204.

Uitto J, and Perejda AJ. Structure and biology of the components of the extracellular matrix. In: Connective tissue diseases: the molecular pathology of the extracellular matrix. New York: Marcel Dekker; 1987; 12-3-100.

van Wingerden, JP, Interaction of Spine and Legs: Influence of Hamstring Tension on Lumbo-Pelvic Rhythm. In: Second Interdisciplinary World Congress on Low Back Pain: The Integrated Function of the Lumbar Spine and Sacroiliac Joints. San Diego, November 9-11, 1995, p. 109.

Vleeming A, et al. Relation between form and function in the sacroiliac joint: Part I: clinical anatomical aspects. Spine 1990; 15:130-132.

Vleeming A, Pool-Goudzwaard AL, Stoeckart R, van Wingerden J-P, Snijders CJ (1995). The posterior layer of the thoracolumbar fascia. Its function in load transfer from spine to legs. Spine 20 753-8.

Willard FH, The Lumbosacral Connection: The Ligamentous Structure of the Low Back and its Relation to Back Pain. In: Second Interdisciplinary World Congress on Low Back Pain: The Integrated Function of the Lumbar Spine and Sacroiliac Joints. San Diego, November 9-11, 1995, p. 29.

Woo S-L, An K-N, Arnoczky SP, Wayne JS, Fithian DC, Myers DS. Anatomy, biology, and biomechanics of tendon, ligament, and rotation. In: Simon SR, ed. *Orthopedic Basic Science*. American Academy of Orthopedic Surgeons; 1994-45-88.

Yahia L-H, Garzon S, Strykowski H, Rivard C-H: Ultrastructure of the human interspinous ligament and ligamentum flavum: a preliminary study. Spine 15: 262-268, 1990.

Yamamoto I, Panjabi MM, Oxland TR, Crisco JJ: The role of the iliolumbar ligament in the lumbosacral junction. Spine 15: 1138-1141, 1990.

## Principles of Diagnosis, Treatment and Problem Solving

Becker RE. Diagnostic touch - its principles and application. In: Barnes M.W., ed. *Academy of Applied Osteopathy Yearbooks*. Indianapolis, Ind: American Academy of Osteopathy; Part I. 1963:32-40. Parts II and III. 1964:153-166. Part IV. 1965:165-177.

Bookhout MR: Exercise in somatic dysfunction. Phys Med Rehabil Clin North Am 7:845, 1996.

Cantu RL: Myofascial Manipulation: Theory and Clinical Application. Aspen, Gaithersburg, MD, 1992.

Chila A 1997, Fascial-Ligamentous Release, Indirect Approach, in, RC Ward, ed, Foundations for Osteopathic Medicine, Williams and Wilkins, Baltimore, p 819-830.

Greenman PE, 1995, Principles of Manual Medicine, 2nd ed. Williams and Wilkins, Baltimore.

Janda V: Treatment of chronic back pain. J. Manual Med 6: 166, 1992.

Lippincott HA: The osteopathic technique of Wm. G. Sutherland, D.O. In Academy of Applied Osteopathy year book 1949.

Lippincott HA: Respiratory technic according to the principles of Wm. G. Sutherland, D.O. In Academy of Applied Osteopathy year book 1948.

Little KE, Toward More Effective Manipulative Management of chronic myofascial strain and stress syndromes. Journal of ADA 1969: 68:675-685.

Simons DG, Travell JG. Low back pain, Part 2: torso muscles. *Post Grad Med.* 1983;73(2):81-92.

Still A.T.: The philosophy and mechanical principles of osteopathy. Hudson-Kimberly Publishing Co., Kansas City, Mo., 1902, p. 60.

Travell JG, Simons DG. *Myofascial Pain and Dysfunction: The Trigger Point Manual: The Upper Extremities.* Vol. I. Baltimore, Md: Williams & Wilkins; 1983.

Travell JG, Simons DG. *Myofascial Pain and Dysfunction: The Trigger Point Manual: The Lower Extremities.* Vol. II. Baltimore, Md: Williams & Wilkins; 1992:547.

Ward R (ed): Foundations for Osteopathic Medicine. Williams & Wilkins, Baltimore, 1997.

Ward R, Myofascial Release Concepts in Rational Manual Therapies. (eds) Basmajian & Nyberg. Williams & Wilkins 1993.

Ward R: Glossary of osteopathic terminology. J. Am Osteopath Assoc 80; 552, 1981.

Ward RC, 1997, Integrated Neuromusculoskeletal and Myofascial Release, in, RC Ward, ed, Foundations for Osteopathic Medicine, Williams and Wilkins, Baltimore, p 844-850.

Ward RC, 1997, Integrated Neuromusculoskeletal Techniques for Specific Areas, ibid, Chapter 63, in, RC Ward, ed, Foundations for Osteopathic Medicine, Williams and Wilkins, Baltimore, p 851-900.

**Clinical Importance of Fascia and Fascial Relations**

Arena JG, Sherman RA, Bruno GM, et al: Electgromyographic recordings of 5 types of low back pain subjects and non-pain controls in different positions. *Pain* 1989;37:57-65.

Beal MC: The sacroiliac problem: review of anatomy, mechanics, and diagnosis. JAOA 81: 667-679, 1982.

Bennett RM. Myofascial pain syndromes and the fibromyalgia syndrome: a comparative analysis. *J. Man Med.* 1991;6(1):34-45.

Bilkey W: Involvement of fascia in mechanical pain syndromes. J Manual Med 6:157, 1992.

Cathie AG, England RW, eds. The clinical importance of fascia. Newark, OH: Academy of Applied Osteopathy Yearbook, 1968; 87-103.

Cathie, AG. The fascia of the body in relation to function and manipulative therapy. In: *The American Academy of Osteopathy Yearbook.* Indianapolis, Ind: American Academy of Osteopathy; 1974:81-87.

Cooper GJ. Clinical considerations on fascia in diagnosis and treatment. Newark, OH: American Academy of Osteopathy Yearbook, 1977; 73-84.

Dorman T.A.: Energy Efficiency during Human Walking Before and After Prolotherapy. In: Second Interdisciplinary World Congress on Low Back Pain: The Integrated Function of the Lumbar Spine and Sacroiliac Joints. San Diego, November 9-11, 1995, p. 637.

Dorman T.A.: Failure of Self Bracing at the Sacroiliac Joints: The Slipping Clutch Syndrome. In: Second Interdisciplinary World Congress on Low Back Pain: The Integrated Function of the Lumbar Spine and Sacroiliac Joints. San Diego, November 9-11, 1995, p. 651.

Ellestad SM, Nagle RV, Boesler DR, et al: Electromyographic and skin resistance responses to osteopathic manipulative treatment for low-back pain. JAOA 1988;88:991-997.

Hench PK. Myofascial pain syndromes and clinical insights into musculoskeletal problems. *Myology*. 1980;5(1):5.

Hoyt WH, Hunt HH, Jr, DePauw MA, et al: Electromyographic assessment of chronic low-back pain syndrome. JAOA 1981;80:728-730.

Hult L, The Munkfors Investigation: A study of the frequency and causes of the still neck-brachialgia and lumbago-sciatica syndromes, as well as observations on certain signs and symptoms from the dorsal spine and the joints of the extremities in industrial and forest workers. *Acta Orthop Scand* 1954; (suppl 16):5-76.

Jaeger B, Reeves JL: Quantification of changes in myofascial trigger point sensitivity with pressure algometer following passive stretch. *Pain* 27:203-210, 1986.

Kauffman, C.H.: Connective tissue and osteopathy (Resume by A. R. Becker). In Academy of Applied Osteopathy year book 1945.

Kuslich SD, Ulstrom CL, Michael CJ (1991). The tissue origin of low back pain and sciatica. Orthop Clin N Amer 22 2 181-7.

Lee D: Instability of the Sacroiliac Joint and the Consequences to Gait. In: Second Interdisciplinary World Congress on Low Back Pain: The Integrated Function of the Lumbar Spine and Sacroiliac Joints. San Diego, November 9-11, 1995, p. 471.

Magoun, H.I.: Fascia in the writings of A. T. Still. *J. Osteopath Cranial Ass.* pp. 16-25 1954.

Mense S: Nociception from skeletal muscle in relation to clinical muscle pain. *Pain* 54:241-289, 1993.

Pearcy, M., Portek, I., & Shephere, J., The Effect of Low-Back Pain on Lumbar Spinal Movements Measured by Three Dimensional X-ray Analysis, *Spine*, Vol. 10, No. 2, Mar. 85, pp. 150-153.

Peterson B: Postural Balance and Imbalance. American Academy of Osteopathy, Indianapolis, 1983.

Rolf, I.P.: Postural release, an exploration in structural dynamics. Published by the author. New York, 1957, p. 3.

Roy SH, DeLuca CJ, Casavant DA (1989): Lumbar muscle fatigue and chronic low back pain. *Spine* 14: 992-1001.

Sherman RA: Relationships between strength of low back muscle contraction and reported intensity of chronic low back pain. *Am J Phys Med* 1985;64:190-200.

Sihvonen T, Partanen J., Hanninen O, Soimakallio S (1991): Electric behaviour of low back muscles during lumbar pelvic rhythm in low back pain patients and healthy controls. *Archives of Physical Medicine and Rehabilitation* 72: 1080-1087.

Simons DG. Muscle pain syndromes. *J Man Med.* 1991;6:18.

Strait B, Kuchera ML. Osteopathic manipulation for patients with confirmed mild, modest, and moderate carpal tunnel syndrome. *JAOA.* 1994;94(8):673.

Sucher BM. Thoracic outlet syndrome-a myofascial variant: Part 1. Pathology and diagnosis. J Am Osteopath Assoc 1990; 90(8):686-704.

Sucher BM. Thoracic outlet syndrome-a myofascial variant: Part 2. Treatment. J Am Osteopath Assoc 1990; 90(9):810-823.

Sucher BM. Thoracic outlet syndrome-a myofascial variant: Part 3. Structural and postural considerations J Am Osteopath Assoc 1993; 93(3):

Travell J, Rinzler SH. The myofasical genesis of pain. Postgrad Med 1952; 11:425-34.

Twomey LT, Taylor JR, Oliver MJ. Sustained flexion loading, rapid extension loading of the lumbar spine, and the physical therapy of related injuries. 1988. Physiotherapy Practice, 4:129-138.

Vleeming A: Low back pain: the integrated function of the lumbar spine and sacroiliac joints. In Proceedings of the 2nd Interdisciplinary World Congress, San Diego, 1995.

Vleeming A: Movement, the Pelvis, and Low Back Pain: An Interdisciplinary Approach. Churchill Livingstone, Edinburgh, 1999.

# Emploi du temps
# Niveau I-Jour1

| | |
|---|---|
| 8:00 | Introduction/ Annonces |
| 8:45 | Concept de Myofascial Release<br>•Concepts de base et Terminologie |
| 9:45 | Pause |
| 10:15 | Concept de Myofascial Release<br>•Principes de traitement<br>•Démonstration |
| 11:45 | Repas de travail |
| 13:00 | Point d'entrée: Thorax/ Cage thoracique<br>Démonstration et traitement<br>•Jonction thoracolumbar - procubitus (étirement direct)<br>•Gril costal inférieur- en decubitus et assis (indirect)<br>•Thorax supérieur- en decubitus (étirement indirect, direct x2) |
| 14:45 | Pause |
| 15:15 | Point d'entrée:Extremité inférieure<br>Démonstration et traitement<br>•Cheville en decubitus (indirect)<br>•Genou en decubitus(direct stretch)<br>•Extremité inférieure unique en decubitus (démêlage direct ) |
| 17:00 | Fin |

# Emploi du temps
# Niveau I-Jour2

8:00 Revisions et Questions

8:30 Point d'entrée : Thorax/ Gril Costal

Démonstration et traitement

- Relâchement scapulothoracique - decubitus latéral (démêlage indirect, direct )
- Gril costal supérieur- decubitus et assis (pompage direct , démêlage indirect)

9:45 Pause

10:15 Point d'entrée : Extremité supérieure

Démonstration et traitement

- Doigt -assis (indirect)
- Extremité supérieure simple et double-decubitus (démêlage direct )

11:45 Repas de travail

13:00 Point d'entrée : Colonne Cervicale

Démonstration et traitement

- Torsion cervicothoracique- decubitus (étirement direct)
- Colonne cervicale latérale - decubitus(démêlage direct)
- Ouverture thoracique- assis(indirect)

14:45 Pause

15:15 Point d'entrée : Colonne lombosacrée et Pelvis

Démonstration et traitement

- Colonne lombosacrée- procubitus (démêlage direct, pompage direct, étirement direct)
- Pelvis- procubitus (étirement direct, pompage direct, démêlage indirect)
- Pelvis- decubitus(étirement direct, pompage direct)
- Pubis- decubitus (étirement direct)

17:00 Fin

# Emploi du temps
# Niveau I-Jour 3

| | |
|---|---|
| 8:00 | Révisions et Questions |
| 8:30 | Point d'entrée: Sacrum<br>Démonstration et traitement<br>•Relâchement abdomen/ visceral - decubitus (indirect)<br>•Sternum- decubitus (relâchement direct ) |
| 9:45 | Pause |
| 10:15 | Discussion- |
| 11:45 | Repas de travail |
| 13:00 | Technique à 2 opérateurs<br>•Sacrum et extremité supérieure double (relâchement direct)<br>•Thorax supérieur et extremité inf&rieure double- decubitus (relâchement direct) |
| 14:45 | Pause |
| 15:15 | Technique à opérateurs multiples<br>•Technique à 4opérateurs- decubitus (indirect) |
| 16:45 | Conclusions |
| 17:00 | Fin |

# Emploi du temps
# Niveau II-Jour 1

8:00 Lecture - Revisions de physiologie du tissu conjonctif

- Revision du concept de relâchement myofascial

8:45 *Travaux pratiques* - Examen de depistage en Myofascial

9:30 Pause

9:45 Manoeuvres de facilitation du relâchement

10:00 *Travaux pratiques* - Revision des techniques du relâchement Myofascial, Niveau I

- Démonstration et pratique

11:45 Repas de travail

13:00 Cours- Facilitation des nerfs craniens et ses relations avec les mécanismes de la douleur centrale et périphérique et la fonction proprioceptive

- Considérations anatomiques
- Influence des forces mécaniques traumatiques

13:20 Protocoles d'évaluation et de traitement utilisant les nerfs craniens et les manoeuvres de facilitation proprioceptive

14:45 Pause

15:00 *Travaux pratiques* - Protocoles d'évaluation et de traitement utilisant les nerfs craniens et les manoeuvres de facilitation proprioceptive

17:00 Fin

# Emploi du temps
# Niveau II – Jour 2

| | |
|---|---|
| 8h | Lecture - Utilisation de points d'appui (fulcrum) pour améliorer le diagnostic palpatoire et le potentiel thérapeutique |
| 8h30 | *Travaux pratiques* - Séquence de traitement de fulcrum pour le bas du corps |
| 10h | Pause |
| 10h20 | *Travaux pratiques* - Séquence de traitement de fulcrum pour le haut du corps |
| 11h45 | Repas de travail |
| 13h | Lecture - La continuité cranio-faciale et l'enveloppe centrale |
| 13h30 | *Travaux pratiques* - relâchement de l'enveloppe centrale<br>• Gaine brachiale<br>• Gaine sciatique |
| 14h45 | Pause |
| 15h | *Travaux pratiques* - Libération dynamique des extrémités (membres)<br>• Modèle de séquence pour les membres supérieurs - en décubitus latéral |
| 17h | Fin |

# Emploi du temps
# Niveau II-Jour 3

| | |
|---|---|
| 8:00 | Questions; Discussion |
| 8:30 | *Travaux pratiques* - Relâchement dynamique des extremités<br>•Extremités inférieures modélisation/sequençage- decu bitus |
| 9:45 | Pause |
| 10:00 | Technique ostéopathique de William G. Sutherland, DO |
| 10:30 | *Travaux pratiques* - Techniques osseuses |
| 11:45 | Repas de travail |
| 13:00 | *Travaux pratiques*- Techniques non osseuses |
| 15:00 | Fin |

## OUVRAGES SOUS PRESSE

# COLLECTIONS DE LA SFIMMS EN MEDECINE NEUROMUSCULOSQUELETTIQUE

AUTEURS: Harry Friedman D.O., Wolfgang Gilliar D.O., Jerel Glassman D.O.

L'approche osteopathique des soins au patient offre au praticien une variété d'options de résolution de problèmes et de traitements. Le développement de l'habileté palpatoire établit une base pour l'évaluation diagnostique de la fonction neuromusculosquelettique et son rôle intégratif dans le maintien de la santé et de sa capacité à surmonter la maladie. En pratique le traitement ostéopathique et la résolution de problèmes s'intègrent dans une approche holistique qui prend en compte la réponse thérapeutique de l'ensemble du patient.Diverses méthodes de diagnostic et de traitement ont éré développés afin d'optimiser les résultats.

Ces collections de médecine manipulative ostéopathique présentent un cours global d'instruction, incluant la théorie,la palpation, le diagnostic et la traitement.L'étudiant averti appréciera le détail et la clarté de la présentation du sujet et la séquence des présentations pratiques.Des photos rapprochées de bonne qualité décrivent fidèlement les travaux pratiques utilisant des modèles humains et anatomiques. Les trois volumes suivants de médecine manipulative ostéopathique sont disponibles.

### APPROCHE DE COUNTERSTRAIN EN MEDECINE MANIPULATIVE OSTEOPATHIQUE

* Manuel d'instruction pour les niveaux de base et intermédiaire (48 heures de cours)
* Principes théoriques de technique indirecte et de relâchement spontané par positionnement
* Application diagnostique de la palpation des tender point pour chaque région du corps
* Nombreuses variantes présentées pour chaque tender point

### APPROCHES EN MYOFASCIAL ET FASCIO-LIGAMENTAIRE EN MEDECINE MANIPULATIVE OSTEOPATHIQUE

* Manuel d'instruction pour niveaux de base et avancé (48 heures de cours)
* Anatomie et physiologie détaillées en tissu conjonctif
* Principes théoriques en relâchement myofascial et fascio-ligamentaire
* Approches diagnostiques et traitements pour chaque région du corps, incluant un examen systématique myofascial
* Manoeuvres por optimiser le relâchement et techniques à opérateurs multiples
* Inclut les approches des Dr Ward, Chila, Becker, Barral et Sutherland

### APPROCHES DE MEDECINE MANIPULATIVE OSTEOPATHIQUE AU MECANISME RESPIRATOIRE PRIMAIRE

* Manuel d'instrucyion basique,intermédiaire et de perfectionnement (112 heures de cours)
* Relations anatomiques et principes physiologiques sous-jacentes au concept crânial
* Exercices de palpation pour favoriser le toucher diagnostique au travers du corps
* Approches diagnostiques et traitement centrés sur les fluides,les membranes(dure-mère), les aspects musculaire,articulaire et osseux du mécanisme crânial, incluant un examen systématique crânial
* Inclut des techniques à opérateurs multiples ainsi qu'une approche chez les nourrissons et l'enfant

SFIMMS.com
admin@sfimms.com

Made in United States
Orlando, FL
04 November 2026

90200641R00074